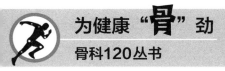

为健康"骨"劲

骨科120丛书

总顾问 刘昌胜 张英泽 戴尅戎
总主编 苏佳灿

骨科修复重建 120问

主编 ◎ 倪斌斌 王光超 韩修国

上海大学出版社

图书在版编目(CIP)数据

骨科修复重建120问 / 倪斌斌,王光超,韩修国主编.
上海 : 上海大学出版社,2024.7. --(为健康"骨"
劲 / 苏佳灿总主编). -- ISBN 978 - 7 - 5671 - 5029 - 4

Ⅰ. R68 - 44

中国国家版本馆 CIP 数据核字第 2024EP0258 号

策划编辑　陈　露
责任编辑　厉　凡
封面设计　缪炎栩
技术编辑　金　鑫　钱宇坤

为健康"骨"劲

骨科修复重建 120 问

倪斌斌　　王光超　韩修国　主编

上海大学出版社出版发行
(上海市上大路 99 号　邮政编码 200444)
(https://www.shupress.cn　发行热线 021 - 66135112)
出版人　戴骏豪

＊

南京展望文化发展有限公司排版
上海颛辉印刷厂有限公司印刷　　各地新华书店经销
开本 890mm×1240mm　1/32　印张 4　字数 80 千
2024 年 8 月第 1 版　2024 年 8 月第 1 次印刷
ISBN 978 - 7 - 5671 - 5029 - 4/R · 69　定价　58.00 元

本书编委会

主　编　倪斌斌　王光超　韩修国

编　委　（按姓氏笔画排序）

　　　　王　俊（云南省保山市龙陵县人民医院）

　　　　王光超（上海交通大学医学院附属新华医院）

　　　　田谋林（云南省昭通市盐津县人民医院）

　　　　李　德（上海交通大学医学院附属新华医院）

　　　　肖　飞（上海交通大学医学院附属新华医院）

　　　　何崇儒（上海交通大学医学院附属新华医院）

　　　　汪厚军（云南省昭通市盐津县人民医院）

　　　　沈　浩（上海交通大学医学院附属新华医院）

　　　　倪斌斌（上海交通大学医学院附属新华医院）

　　　　韩修国（上海交通大学医学院附属新华医院）

序 言

"岁寒，然后知松柏之后凋也。"意为一个人的节操与品行，只有在困境中才能显现。而我等从医者，正是立志守护人身之"松柏"——强健的骨骼。

骨为身之干，支撑起生命的屹立不倒。然世间疾病千奇百怪，骨疾尤为凶险。有如暗夜突袭的骨折创伤，似无声蚕食的骨质疏松，或如幽灵般游走的骨肿瘤……无不考验着骨科医者的智慧与经验。

本丛书以"强骨"为宗旨，撷取骨科领域精华，解答患者关切。自创伤骨科到关节外科，从脊柱到四肢，举凡骨科疑难疑点，图文并茂，一一道来。寓医理于浅言，蕴经验于问答。言简意赅却包罗万象，通俗晓畅而雅俗共赏。

本丛书共 21 个分册，涵盖骨科所有常见疾病，是目前国内最系统、最全面的骨科疾病科普系列丛书。从骨折、骨不连等常见创伤，到骨性关节炎、骨质疏松等慢性病，从关节镜微创技术到修复重建难题，从骨科护理常识到康复指导，可谓全方位、多角度、立体化地解答骨科常见疾病诊疗问题。120 问的内容设计，聚焦读者最迫切的疑惑，直击骨科就诊最本质的需求，力求读者短时间内获取最实用的知识。这是一系列服务骨科医患共同的工具书，更是一座沟通医患的桥梁。

"岁月不居，时节如流。"随着人口老龄化加剧，骨科疾病频发。提高全民骨健康意识，普及骨科养生保健知识，已刻不容缓。我们坚信，树立正确观念，传播科学知识，能唤起公众对骨骼健康的关注，进而主动规避骨病风险。这正是本丛书的价值所在，亦是编写初衷。

让我们携手共筑健康之骨，守望生命之本，用"仁心仁术"抒写"岁寒不凋"的医者丰碑，用执着坚守诠释"松柏常青"的"仁爱仁医"。

"博观而约取，厚积而薄发"，愿本丛书成为广大读者的良师益友，为患者带去希望，为医者增添助力。让我们共同守护人体这座最宏伟的"建筑"，让健康的骨骼撑起每一个生命的风帆，乘风破浪，奋勇前行！

总主编　苏佳灿

2024 年 7 月

前 言

欢迎您打开这本关于骨科修复与重建的科普图书,这是一本探索骨科领域内复杂而又引人入胜的知识世界的书籍。骨骼肌肉系统作为支撑生命活动的重要基石,其健康与完好直接关系到个体的生活质量与生命尊严。随着现代工业与交通的飞速发展,各类意外伤害和疾病对骨骼系统的影响日益凸显,骨科修复重建外科作为一门集医学科技之大成的学科,正以其独特的魅力与显著的疗效,赢得了医疗人士的广泛赞誉,为无数患者带来了重生的希望之光。

本书将为广大读者揭开骨科修复重建外科的神秘面纱,普及这一领域的基本知识与先进技术。我们深知,面对突如其来的手外伤、断指再植、开放性骨折、皮瓣移植乃至手部烧伤与冻伤等复杂而又严峻的挑战,患者及其家属往往充满了焦虑与无助。因此,本书不仅汇集了专业知识,更可以慰藉心灵,希望能为那些仍在黑暗中摸索的患者点亮一盏明灯,指引患者走向康复的坦途。

我们选择问答形式来编写这本书。通过提出问题,我们希望能够激发读者的思考,引导读者一步步深入到骨科修复与重建的奥秘之中。医学知识对于每一个人都是宝贵的,更何况是那些与我们的日常生活息息相关的急救知识。为此,我们倾力打造了这本科普书籍,目的在于普及那些与手外伤、皮瓣移植、烧伤及冻伤等相关的重要医学信息,让这些专业知识不再遥不可及。

手外伤作为日常生活中最为常见的骨科损伤之一,通常源自生活、工作中的意外与伤害甚至是运动损伤,其处理不当往往会导致严重的功能障碍甚至残疾。本书通过生动的案例与详细的图解,介绍了手外伤的分类、急救处理、手术治疗及康复锻炼等各个环节的内容,希望帮助读者全面了解并正确应对这一挑战。

断指再植技术,是现代医学的奇迹之一。它不仅要求医生具备高超的手术技巧,还需要多学科的紧密合作与精准的时间管理。本书将带领读者走进这一惊心动魄的手术过程,感受科技与人性的完美结合,同时介绍再植后的护理与康复要点,为患者及家属提供宝贵的指导。

开放性骨折因其高感染风险与复杂的治疗过程,一直是骨科领域的难题。本书详细介绍了开放性骨折的治疗原则及最新进展,强调了早期清创、稳定固定与预防感染的重要性,为临床医生与患者提供了科学的治疗依据。

皮瓣移植作为修复大面积皮肤缺损的重要手段,其技术难度高、风险大,但效果显著。本书详细阐述了皮瓣移植的影响因素、手术流程及术后护理,使读者对这一复杂而精细的手术能有更为直观和深入的理解。

此外,本书还特别关注了手部烧伤与冻伤这一特殊类型的伤害。作为两种极端温度所引发的组织损伤，烧伤和冻伤常常给患者带来极大的痛苦和严峻的治疗挑战。这两种伤害虽原因各异，但均对手部功能造成了严重的影响。本书不仅介绍了紧急处理与初步治疗的方法，还强调了后续康复的重要性，鼓励患者积极面对挑战，重拾生活信心。

在编写这本书的过程中，我们努力保证信息的准确性和时效性，同时致力于使内容易于理解。无论您是医学领域的专业人士，还是对自身和家人健康备加关注的普通读者，这本书都将成为您的实用知识宝库。本书的每个章节都配备了清晰的插图和图解，力求使内容生动、实用，易于读者理解和应用。它不仅为读者提供了医学背景下的专业理论知识，还指导读者如何在日常生活中应用这些知识，以便在遇到相关情况时能够迅速、准确地做出反应。

总之，我们希望通过这本书，能够搭建起一座桥梁——连接起医生与患者、科技与人性、希望与未来。愿每一位读者都能从中受益，收获健康与幸福！

编　者

2024 年 6 月

目 录

第三篇　手部骨折相关问题

第四篇 手部肌腱断裂相关问题

第五篇 破伤风相关问题

第九篇 手部烧伤和冻伤相关问题

第十篇 其他修复重建外科相关问题

第一篇
修复重建外科基础知识

 什么是修复重建外科？

修复重建外科是一门专注于修复和恢复身体各部位功能和外观的学科。它主要涉及因创伤、疾病或先天畸形等原因导致的皮肤、肌肉、骨骼等组织的缺损或畸形的修复。修复重建外科手术广泛应用于各种情况，如烧伤、电击伤、皮肤撕脱伤、开放性骨折等创伤造成的皮肤外观或肢体畸形问题。另外，对于先天畸形（如多指、趾畸形等）及由于肿瘤切除、感染或其他原因导致的组织缺损和肢体畸形，修复重建外科也能提供有效的手术治疗方案。

 修复重建外科在骨科领域主要应用于哪些疾病？

修复重建外科在骨科领域有广泛的应用，主要涉及对骨骼和关节损伤等疾病的治疗。以下是一些常见的应用：

（1）关节置换：适用于严重的关节磨损或疾病，如骨关节炎，可能需要进行全部或部分关节置换。通过手术,将受损的关节替换为人造关节(或称为假体),以恢复关节功能并减轻疼痛。

(2)骨折修复:骨折是骨科最常见的疾病。修复重建外科通过使用内固定装置(如金属板和螺钉)或外固定装置(如石膏和支架)来稳定骨折部位,促进骨折愈合。

(3)断骨重建:对于因创伤、肿瘤或感染导致的骨缺损,修复重建外科可能需要进行断骨重建手术。这可能涉及骨移植,或者使用金属杆和钉子等装置进行骨延长。

(4)畸形矫正:对于先天性或后天性的骨骼畸形,如弯曲的骨头或不正常的关节,修复重建外科可以通过手术矫正,包括切割和重塑骨头,或者使用环形或多边外固定支架等装置进行骨延长。

(5)肿瘤切除和重建:对于骨肿瘤,修复重建外科可能需要进行手术切除,并且需要随后的重建手术来恢复骨骼的结构和功能。这可能涉及进行自体或同种异体骨移植,或者使用金属或塑料假体。

(6)韧带和肌腱修复:对于运动损伤或其他创伤导致的韧带或肌腱撕裂,修复重建外科可以通过手术修复。这可能涉及缝合撕裂的韧带或肌腱,或者用其他韧带或肌腱作为移植物进行修复。

以上都是修复重建外科在骨科领域的一些主要应用,实际上,这个领域的应用远不止这些,还有软组织修复、神经修复、脊柱矫形等多个方面。

手足及四肢修复重建外科主要治疗哪些常见的疾病?

（1）手足创伤及肢体合并血管神经肌腱损伤：四肢肢体离断、指趾离断、肘腕手足部骨折、皮肤软组织撕脱损伤伴有血管神经肌腱损伤、软组织缺损、骨缺损的肢体骨折。

（2）组织缺损的修复再造：植皮、皮瓣、复合组织瓣（含肌腱、肌肉、骨膜、软骨、骨）、骨坏死、骨不连、手足再造、烧烫伤、掌腱膜、跟腱、指蹼挛缩的瘢痕松解整复。

（3）周围神经损伤及卡压：臂丛、腰骶丛卡压及四边孔、肘腕管综合征，表现为肢体麻木、乏力、活动障碍、肌肉萎缩、畸形，精细探查松解及功能重建。

（4）肢体软组织肿物：神经瘤及鞘膜瘤、脂肪瘤、腱鞘囊肿、腱鞘巨细胞瘤、滑膜瘤、黏液囊肿、黑色素瘤、鳞癌、血管瘤、内生软骨瘤等。

（5）手足部先天畸形矫正及功能重建：多、并、巨、短、长、缺、斜指（趾）、尺桡腕、胫腓骨缺如及束带综合征、肩肘腕指功能重建。

（6）四肢血管性疾病：雷诺氏病、脉管炎、筋膜室综合征、缺血性肌挛缩、淋巴肿。

（7）感染性疾病：糖尿病足、嵌甲、手足部及间隙感染、热压伤、高压注射伤、骨髓炎。

（8）手腕部疾病的微创治疗：腕指关节镜、闭合复位固定、小切口松解、封闭。

第二篇
手外伤相关问题

4 手部有哪些解剖结构?

　　手部是人体极为复杂和精细的部分之一,它包含了骨骼、关节、肌肉和肌腱、神经和血管等多种组织。手部的基本结构可以划分为 3 个主要部分:手腕(腕部)、手掌(掌部)和手指(指部)。

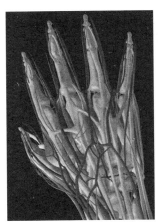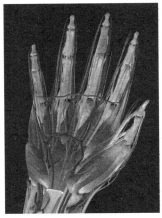

手部解剖图(手背和手掌的神经、肌腱、血管分布图)

　　(1)骨骼:手部共有 27 块骨骼,这些骨骼可以进一步细分为 3 组。第 1 组是手腕的 8 块腕骨,它们连接前臂和手掌;第 2 组是掌部的 5 根掌骨,每根掌骨都与一根手指相对应;第 3 组是指部的 14 根指骨,每根手指都由近节指骨、中节指骨和远节指骨(除了拇指只有近节指骨和远节指骨)组成。

(2)关节:手部包含多个关节,如腕关节、掌指关节和指间关节等。这些关节使得手部能够进行广泛的运动,从而实现了手部的灵活性和功能性。

(3)肌肉和肌腱:手部的运动主要由前臂内的多组肌肉控制,这些肌肉通过肌腱与手腕和手指相连。肌肉和肌腱的协同作用使得手指能够进行各种精细的运动,如抓握、捏取等。

(4)神经:手部的感觉和运动控制主要由桡神经、尺神经和正中神经负责,这些神经不仅使手部能够感受到触觉、温度和疼痛等感觉,还控制着手部的肌肉活动。

(5)血管:手部的血液供应主要由桡动脉和尺动脉负责,这些动脉在手腕附近形成浅表和深层的血管网,为手部提供充足的血液供应,确保手部的正常功能和代谢。

手部的这些解剖结构共同协作,使得手部能够进行抓握、触摸、感知(如温度和疼痛)及精细运动等多种功能,这些功能使得手部能够执行各种复杂的任务,如使用各种工具等。

5 手外伤的主要分类有哪些？ 如何区分开放性损伤和闭合性损伤？

(1)分类:可根据损伤性质、部位或者严重程度进行分类。

根据损伤性质分类：手外伤可分为开放性损伤和闭合性损伤；

根据损伤部位分类：手外伤可分为手指损伤、手掌损伤和手腕损伤；

根据严重程度分类：手外伤可分为轻度损伤，如皮肤擦伤、浅表割伤等；中度损伤，如关节脱位、单根骨折等；重度损伤，如多发性骨折、肢体离断等。

（2）区分：手外伤的开放性和闭合性损伤在皮肤完整性、出血和污染情况、感染风险及处理方式等方面均有所不同。

① 皮肤完整性

开放性损伤：皮肤或黏膜的完整性被破坏，有伤口或裂口存在，骨折端与外界相通。

闭合性损伤：皮肤或黏膜保持完整，没有伤口或裂口，骨折端与外界不相通。

② 出血和污染情况

开放性损伤：常伴有出血和污染，由于伤口与外界相通，容易受到细菌等微生物的入侵。

闭合性损伤：一般不伴有出血或仅有少量内出血，污染风险较低。

③ 感染风险

开放性损伤：感染风险较高，因为细菌等微生物容易通过伤口进入体内。

闭合性损伤：感染风险较低，但由于内部出血和肿胀，可能会引发其他并发症。

④ 处理方式

开放性损伤：需要尽快进行清创、止血和抗感染治疗，必要时须进行手术治疗。

闭合性损伤：根据损伤程度和部位进行相应的处理，如冷敷、热敷、固定等，必要时进行手术治疗。

6 手部挤压伤在医院外应该如何处理？

手部挤压伤是一种常见的伤害，可能发生在家庭、工作场所或运动中。往往导致软组织损伤、骨折、关节损伤或神经损伤。正确处理手部挤压伤对于预防感染和促进伤口的愈合至关重要。以下是一些基本的处理步骤：

（1）立即冷敷：立即使用冰袋或冷敷包轻轻敷在受伤部位，避免直接接触冰以防止冻伤。冷敷有助于减少局部血管扩张，降低血流速度，从而减轻肿胀和疼痛。建议每次冷敷时间为 15～20 分钟，每隔 1～2 小时进行 1 次，持续 24～48 小时。

（2）抬高受伤部位：保持受伤的手部抬高至心脏水平以上，有助于减少血液淤积，进一步减轻肿胀。

（3）避免活动：受伤后，应避免使用受伤的手进行任何活动，以防止伤害加重。

（4）清洁和包扎伤口：如果挤压伤导致开放性伤口，应首先清洁伤口，去除异物和污染物，并使用干净的绷带或敷料轻轻包扎伤口。

（5）观察症状：密切观察患手的肿胀、颜色变化、感觉和运动能力的变化。如果出现持续的肿胀、剧烈疼痛、活动受限或感觉异常（如麻木、刺痛等），应立即就医。

（6）使用止痛药：如果疼痛难以忍受，可以按医嘱使用非处方止痛药（如布洛芬或对乙酰氨基酚）来缓解疼痛。要注意遵循药物说明和医生建议，避免过量使用或长期使用。

7 手部挤压伤哪些情况需要看医生？

以下是一些手部挤压伤后需要看医生的情况：

（1）怀疑骨折或严重的软组织损伤：如果疼痛剧烈、肿胀严重或手部功能受限，可能是骨折或严重的软组织损伤的迹象，应立即就医以获取专业的诊断和治疗。

（2）开放性伤口：如果手部挤压伤导致开放性伤口，特别是伤口较深或污染严重，则需要医疗处理和缝合，以防感染。请尽快就医，以便医生进行伤口清洁、消毒和必要的缝合。

（3）感染迹象：如果手部挤压伤后出现红、肿、热、痛或有脓液等感染迹象，应立即就医。感染可能会导致更严重的并发症，因此及时的治疗至关重要。

（4）肢体变冷或变色：如果手部挤压伤后肢体变冷或变色，

这可能是血液循环受到影响的迹象。这种情况下,需要紧急医疗干预以防止进一步的组织损伤。

正确处理手部挤压伤并及时就医是避免长期并发症和促进恢复的关键。

8 手外伤后,如何进行正确的冷敷和热敷?

手外伤后,正确的冷敷和热敷对于缓解疼痛、减轻肿胀、促进恢复具有重要意义。

（1）冷敷:主要是通过降低局部温度,使毛细血管收缩,减少出血和渗出,从而起到止血、止痛、消肿的作用。

冷敷时间:手外伤后的 24～48 小时内是冷敷的最佳时机。

冷敷方法

① 准备材料:冰袋(或冰块、冰糕、瓶装冷冻饮料等)、干净的毛巾或布。

② 包裹冰袋:为避免直接冷敷导致皮肤冻伤,应将冰袋用毛巾或布包裹好。

③ 放置位置:将包裹好的冰袋轻轻放置在受伤部位,避免直接接触伤口,以防污染。

④ 控制时间:每次冷敷持续时间不宜过长,一般建议 10～20 分钟为宜,每隔 1～2 小时可重复进行一次。

⑤ 注意事项:冷敷过程中,应密切观察受伤部位的情况,若

有异常（如皮肤颜色改变、感觉麻木等），应立即停止冷敷并就医。

（2）热敷：通过提高局部温度，促进血液循环，以加速炎症和淤血的吸收，有利于肿胀的消退和组织的修复。

热敷时间：手外伤后的 48 小时之后，当肿胀和出血已得到初步控制时，可进行热敷。

热敷方法

① 准备材料：热毛巾、暖水袋、盐袋等。

② 加热材料：将毛巾浸泡在热水中，拧干至不滴水；或将暖水袋、盐袋等加热至适宜温度（一般不超过 40℃）。

③ 放置位置：将加热好的材料轻轻放置在受伤部位，确保温度适中，避免烫伤。

④ 控制时间：每次热敷持续时间一般为 15～20 分钟，每天可进行 2～3 次。

⑤ 注意事项：热敷并不适用于皮肤破溃或有皮疹的部位，以及小孩或高龄老人（因容易烫伤）。在热敷过程中，应随时注意皮肤温度的变化，如有不适感，应立即停止热敷。

手外伤后的冷敷和热敷是两种重要的辅助治疗手段，但使用时需根据受伤时间和具体情况选择合适的方法。正确的冷敷和热敷有助于缓解疼痛、减轻肿胀、促进恢复。在使用过程中，应注意控制时间和温度，避免造成不必要的损伤。同时，如手部受伤严重或症状持续未改善，应及时就医。

9 闭合性手外伤是否也需要紧急就医？ 为什么？

闭合性手外伤也需要紧急就医，原因主要有以下几点：

（1）潜在危害：闭合性手外伤虽然皮肤完整，但皮下组织可能已受到严重损伤。这种损伤可能导致局部组织严重肿胀，进而使皮肤紧紧勒住肿胀的软组织，造成局部血液循环障碍。而血液循环障碍可能进一步导致远端肢体或软组织的缺血、缺氧，甚至坏死。

（2）并发症风险：如果闭合性手外伤得不到及时处理，还可能引发一系列并发症，如感染、神经损伤、血管损伤等。感染可能会由于内部组织受损、免疫力下降等因素而诱发；神经损伤则可能由于神经直接受损或局部组织肿胀压迫神经导致；血管损伤则可能是由于局部血液循环障碍引发血栓形成或外伤而导致血管破裂。

（3）治疗时机：及时就医对于闭合性手外伤的治疗至关重要。医生可以对伤情进行全面、准确的评估，并根据患者的具体情况制订个性化的治疗方案。如果延误治疗时机，可能会使病情恶化，从而增加治疗的难度和风险。

（4）专业处理：闭合性手外伤的处理需要专业的医学知识和技能。医生可以通过体格检查、影像学检查等手段了解伤情，并采取适当的治疗措施，如消肿、止痛、抗感染等。此外，对于严重的闭合性手外伤，可能还需要通过手术治疗以修复受损的血管、神经、肌腱及骨骼。

（5）预防并发症：及时就医不仅可以及时治疗闭合性手外伤，还可以有效预防并发症的发生。医生可以根据患者的具体情况采取相应的预防措施，如加强局部护理、使用抗生素预防感染等。

综上所述，闭合性手外伤虽然皮肤完整，但其潜在危害和并发症风险不容忽视。因此，一旦发生闭合性手外伤，患者应立即就医并接受专业治疗，以避免病情恶化。

10 开放性手部外伤在医院外如何紧急处理？

开放性手部外伤是指手部皮肤和/或深层组织（如肌腱、骨骼、血管或神经等）受到伤害，导致伤口开放的情况。正确的急救处理对于预防感染、促进伤口愈合和恢复手部功能至关重要。以下是开放性手部外伤的急救原则：

（1）止血：若伤口出血，应首先采取措施控制出血。使用干净的布或无菌纱布轻轻压迫伤口，避免过紧以免阻断血液循环。对于较大或出血严重的伤口，可考虑使用止血带，但需注意记录阻断时间，避免长时间阻断导致组织损伤。

（2）清洁伤口：使用流动清水轻轻清洗伤口及周围皮肤，以去除污物和异物。避免使用肥皂或其他清洁剂直接接触伤口，以防刺激。

（3）保护伤口：使用无菌敷料或干净的布料覆盖伤口，防止细菌入侵。不要尝试自行关闭深层伤口，以免加重损伤或感染。

（4）抬高受伤肢体：尽可能将受伤的手部抬高至心脏水平以上，以减轻肿胀。可以使用枕头或专用抬高架来抬高伤肢。

（5）减轻疼痛：如果需要，可以服用非处方止痛药物，如布洛芬或对乙酰氨基酚。但需注意遵循药物使用说明，避免过量使用。

（6）避免进一步损伤：在处理伤口和等待就医期间，应尽量避免受伤的手部受到进一步损伤。使用夹板或绷带固定受伤的手部，以减少移动。

（7）及时就医：对于大面积、深层或可能损伤重要结构（如神经、肌腱或血管）的伤口，应立即寻求专业医疗服务。即使在进行了初步处理后，也应尽快就医，以便进一步的诊断和治疗。

11 手外伤后在家里如何进行有效的止血处理？

手外伤发生后，如需在家里进行有效的止血处理，可以归纳为以下几个步骤：

（1）压迫止血：可使用干净的手帕、纱布或衣物等直接覆盖在伤口上。用力按压伤口，特别是动脉出血时，应在伤口近心端进行压迫,以阻断血流。

（2）抬高伤肢：将受伤的手抬高到心脏位置以上,以减少出血并缓解肿胀。

（3）加压包扎：覆盖伤口的清洁纱布或衣物上,可以使用绷带进行加压包扎,但注意力度要适中,避免过紧导致血液循环障碍。

（4）保持冷静：在处理过程中须保持冷静,避免因慌张失误而加重伤势。

（5）及时就医：止血处理后,应尽快前往医院接受专业治疗,特别是当伤口较大、较深或污染严重时。

若手外伤情况严重,应立即拨打急救电话并遵循专业医疗人员的指导。在处理过程中,务必确保手部卫生,避免使用不洁物品,以减少感染风险。

12 对于手外伤后的血管损伤医生一般如何处理?

（1）止血处理：应立即对伤口进行压迫止血,以减少出血量。必要时使用止血带,但需注意使用时间,避免长时间绑扎导致肢体缺血坏死。

（2）评估损伤：要仔细评估血管损伤的类型（动脉或静脉）、部位及严重程度。通过触诊、观察出血情况及进行必要的影像学检查（如 B 超、CT 等）来明确损伤情况。

（3）清创与消毒：对伤口须进行彻底清创,去除污染物和坏死组织。可使用大量生理盐水对伤口进行冲洗,以降低感染风险。

（4）血管修复：根据血管损伤的程度和部位,选择合适的修复方法。对于较大的血管或主要动脉、静脉损伤,可能需要进行血管吻合术或血管移植术等手术治疗。对于较小的血管或末梢血管损伤,可以采用结扎或电凝等方法进行止血。

（5）术后处理：术后需要密切观察患者的生命体征和伤口情况。定期进行换药和消毒,防止感染。可以使用抗生素等药物预防感染和并发症的发生。根据病情需要,可能还要进行抗凝、抗血小板等药物治疗,以促进血液循环,防止血栓形成。

（6）康复指导：在患者恢复过程中,医生还会给予相应的康复指导和建议,包括适当的功能锻炼、保持良好的生活习惯等。

13 什么是清创术?

清创术是利用外科手术方法,清除伤口内的异物,切除坏死、失活以及严重污染的组织,从而降低伤口感染的概率,为伤口的愈合创造良好条件。清创术是众多伤口治疗计划中的重要组成部分,对于预防感染、减少并发症和加速伤口愈合过程至关重要。适时和适当的清创术可以显著改善伤口治疗的结果。

14 如何判断手部伤口是否需要缝合?

（1）伤口深度：若伤口深入真皮层或更深，通常建议缝合以加速愈合过程。

（2）伤口长度：一般而言，长度超过1厘米的伤口可能需要缝合，以确保伤口边缘紧密贴合，减少感染风险。

（3）伤口边缘：若伤口边缘不规则、呈裂口状或有组织缺失，缝合是必要的，以促进伤口愈合和减少瘢痕形成。

（4）出血情况：若伤口出血无法通过简单压迫止血，缝合可能是控制出血的有效方法。

（5）功能性结构损伤：如果伤口影响了关键的功能性结构（如肌腱、神经、血管等），不仅需要缝合，还可能需要其他手术干预以恢复功能。

（6）伤口感染风险：在手部等感染风险较高的部位，即使伤口较浅，出于预防感染的目的，也可能需要缝合。

（7）美容因素：位于容易暴露的手部区域，如手背或手指，出于美观考虑，也可能建议缝合。

下图患者为电锯伤，伤口较深且边缘不规则，需要进行清创并缝合伤口。值得注意的是，伤口缝合的最佳时机通常在伤后6~8小时内，超过这个时限或气温过高可能增加感染风险。然而，在特殊情况下，如动物咬伤或严重污染的伤口，可能需要采取不同的处理方式。此时，应遵循医生的建议进行治疗。对于任何严重的手部外伤,尽快就医至关重要,以便进行合适的评估和治疗。

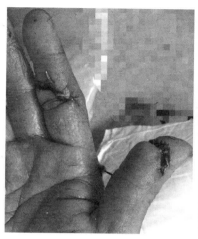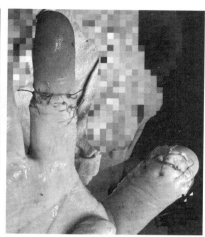

电锯伤患者缝合前后对比

15 手部手术后多久可以换药?

手部手术后的换药时间并非一成不变,而是需要根据手术的类型、伤口愈合的进度以及医生的专业建议来确定。以下是一般性的换药指导:

手术后的首次换药,通常在 24~48 小时内进行,这主要是为了检查伤口的状态、清洁伤口并初步评估其愈合情况。后续的换药频率则依据伤口的愈合状况而定。对于某些需要特别关注的伤口,医生可能会建议每天换药,以确保伤口的清洁和干燥。而对于那些较干燥、愈合状况良好的伤口,可能每隔几天换药1次。此外,如果伤口出现湿润、渗液等异常情况,那么换药的频率可能需要相应增加,以预防感染和其他并发症的发生。总之,具体的换药时间应基于伤口的实际情况和医生的建议来确定。

16 手部手术后多久可以拆线?

手部手术后拆线的时间因手术的类型、伤口愈合的情况以及医生的具体指导而异。一般来说,拆线的时间是在手术后7～14天之间,但具体取决于以下几个关键因素:

(1)伤口的位置和大小:手指和手掌的伤口通常在术后约10天拆线,而手臂上的伤口由于血液供应和皮肤张力不同,可能需要更长的时间。

(2)愈合速度:若伤口愈合良好,拆线时间可以在术后7天左右。然而,如果愈合速度较慢,或存在并发症如感染,则可能需要延迟拆线。

(3)患者的年龄和健康状况:老年人和患有糖尿病或免疫力低下的患者,由于身体机能下降,伤口的愈合可能会更慢,因此需要更长时间才能拆线。

(4)手术类型:某些复杂的手术或涉及肌腱修复的手术可能需要更长时间的愈合,因此拆线时间也会相应推迟。

医生通常会在术后评估伤口的愈合情况,并据此决定最佳的拆线时间。如果伤口两端愈合良好,无红肿、渗液现象,且线头松动,这通常表明伤口已准备好进行拆线。然而,实际的拆线时机仍需根据伤口具体情况和医生的建议来确定。

需要注意的是:① 在拆线之前,请确保伤口保持干燥,避免沾水,以降低感染风险;② 按时就医进行拆线,逾期可能会导致缝线留下更明显的瘢痕或难以拆除;③ 如果术后出现红肿、疼痛加剧、渗液或发热等,可能是感染的迹象,应及时联系医生并遵循其指导。

 手部手术后多久可以碰水?

手部手术后何时可以碰水主要取决于伤口的类型、手术的复杂程度以及医生的具体指示。一般来说,为了防止伤口感染和促进愈合,医生会建议在特定时间内避免让手术区域接触水。以下是一些常见的建议:

(1)术后初期:在术后的最初几天至一周内,通常建议完全避免让手术部位接触水。在这个阶段,保持伤口干燥和清洁是非常重要的。

(2)换药期间:在首次换药时,医生会检查伤口的愈合情况,并可能给出关于何时可以碰水的具体指示。

(3)拆线后:如果手术部位有缝线,通常需要等到缝线被拆除后才能让伤口接触水。拆线一般在手术后 7～14 天进行,具体取决于手术类型和伤口愈合情况。

（4）特殊情况

① 部分接触水：在某些情况下，医生可能允许在较早期用防水敷料保护伤口，使患者可以进行淋浴，但需要避免伤口直接浸水或长时间暴露于水中。

② 完全浸泡：通常建议避免将手部手术区域完全浸泡在水中（如洗澡、游泳或洗碗），直到医生确认伤口完全愈合为止，这可能需要几周的时间。

（5）术后护理建议：在允许碰水之前，可以使用湿巾或海绵轻轻清洁手部和身体，但需避开伤口区域。

遵循医生的指示使用防水敷料或特殊的伤口护理产品。即使在允许接触水后，也应该避免使用刺激性强的肥皂、沐浴露或其他化学物品直接接触伤口。在伤口接触水后，应轻轻拍干伤口区域，避免擦拭或摩擦。

手术医生的建议是最重要的，因为他最了解患者的具体情况和伤口的愈合进度。请确保在进行任何可能影响伤口愈合的活动前咨询医生。

18 怎样的手部损伤需要紧急就医？

需要紧急就医的手部损伤通常包括以下几种情况：

（1）剧烈疼痛和明显变形：这通常提示可能存在骨折或

脱位。

（2）开放性伤口：尤其是深伤口或伴有异物嵌入的情况，这种伤口容易引发感染或导致更严重的损伤。

（3）严重烧伤或冻伤：这些损伤可能导致皮肤和组织严重受损，需要及时处理以防止进一步恶化。

（4）严重的切割或裂伤：如果伤口可能损坏了神经或血管（见下图），需要立即就医以确保血液供应和神经功能的正常。

（5）手指或手部部分的感觉丧失、发白或发紫：这些症状表明可能存在循环障碍。

（6）动作受限或完全丧失：这可能意味着存在严重的肌腱或骨骼损伤。

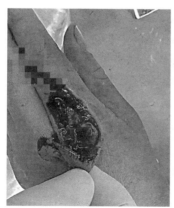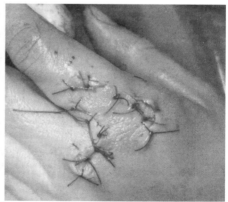

严重刀割伤患者，肌腱骨骼外露伴活动性出血，伤口缝合前后

19 指尖伤口如何处理才能实现最佳愈合?

（1）立即止血：轻轻压迫伤口以减少出血。

（2）清洁伤口：使用温水轻轻清洁伤口，可选择温和的肥皂，注意避免让异物进入伤口。

（3）消毒：适当使用抗菌药水消毒伤口。

（4）保护伤口：使用无菌敷料覆盖伤口，避免感染。

（5）避免过早移除包扎：保持伤口干燥，并定期检查伤口情况。在伤口愈合得较好之前，不要过早移除包扎，而是适时更换新的无菌敷料。

（6）观察有无感染迹象：留意伤口是否有感染的迹象，如红肿、发热、分泌物增多等。如果出现这些情况，应及时就医。

需要注意的是，伤口在医院外只能进行初步的简单处理。如有异常或疑虑，须及时就医。

20 神经损伤在手外伤中如何诊断和治疗?

神经损伤在手外伤中非常常见，因为手部的神经分布密集且位置表浅，很容易受到损伤。

（1）诊断

临床表现：当患者出现手部活动障碍，如不能握拳、伸开、屈指等。手指、手心、手背等部位的感觉减退或消失,通过针扎测试可辅助判断。严重时可能出现肌肉萎缩、皮肤温度降低、色泽苍白或紫绀等症状。

辅助检查

神经电图检测:通过仪器检测神经的传导速度和波形,来判断神经是否受损及其受损程度。

肌电图检查:对于病程超过一个月的病例,肌电图检查有助于明确神经损伤的具体部位和程度。

影像学检查:通过如 B 超或 MRI 检查,可明确神经损伤的部位、严重程度及损伤原因。

(2)治疗

保守治疗:适用于轻度神经损伤或神经损伤连续性存在的患者。可以使用营养神经的药物,如甲钴胺、维生素 B_2 等。配合针灸等物理治疗来促进神经恢复。

手术治疗:对于神经发生断裂或严重损伤的患者,需进行神经吻合修复或神经移植术。对于卡压性神经损伤,需行神经松解术以解除压迫。

康复治疗:无论是保守治疗还是手术治疗以后,都需要进行系统的康复治疗。包括手部功能锻炼、感觉训练、物理治疗等,以促进神经功能的恢复和手部功能的重建。

总之,神经损伤在手外伤中非常常见,但其诊断和治疗需要综合考虑临床表现、辅助检查结果和患者的具体情况。及时有效的诊断和治疗对于患者的康复至关重要。

21 手部神经损伤后，恢复感觉和运动功能的可能性有多大？

手部神经受损后，恢复感觉和运动功能的可能性因多种因素而异，无法给出一个确定的概率。这些因素包括损伤部位、严重程度、患者年龄、是否伴有基础疾病、治疗的及时性和有效性等。

（1）感觉功能的恢复

感觉神经的再生能力：感觉神经的再生能力相对较强，因此，在适当的治疗和康复训练下，感觉功能的恢复可能性通常较大。

恢复时间：感觉功能的恢复时间因个体差异而异，但一般来说，轻度的感觉神经损伤可能在数周至数月内逐渐恢复。

（2）运动功能的恢复

运动神经的再生能力：与感觉神经相比，运动神经的再生能力相对较弱，且其需要与周围组织的修复同步进行，因此恢复时间较长。

恢复难度：如果是运动神经受损，尤其是受到严重的损伤（如完全断裂或多处切断），则后期恢复的难度通常较大，甚至可能无法完全恢复。

肌肉萎缩和肌力下降：运动神经受到损伤后，患者可能会出现肌肉萎缩和肌力下降等现象，这进一步增加了恢复运动功能的难度。

22 在家可以进行哪些手部功能恢复的练习?

手部功能恢复练习可以帮助增强手部的力量和灵活性。以下是一些可以在家中进行的练习:

(1)握力练习:使用软球或握力球进行握力练习,以增强手指和手掌的握力。

(2)指尖对触:尝试让每个手指的指尖轮流触碰拇指的指尖,这有助于提高手指的灵活性和协调性。

(3)手指伸展:将手掌平放,尽可能地伸展每个手指,然后放松。重复练习,可以帮助增加手指的灵活性和活动范围。

(4)手腕旋转:轻轻旋转手腕,进行顺时针和逆时针方向的运动。这有助于改善手腕的灵活性和减轻手腕的僵硬感。

(5)手指捏力练习:使用小物件(如海绵、橡皮泥等)进行捏合练习。这些练习可以增加手指的灵活性和力量,并改善手指的精细动作能力。

(6)沙袋或水疗:如果条件允许,可以使用细沙或温水进行手部深度按摩和放松。这些练习有助于缓解手部肌肉的紧张和疼痛,并促进血液循环。

23 手部术后如何减少肿胀和促进愈合?

以下是手部术后减少肿胀和促进愈合的一些建议:

（1）抬高手部：在休息时，将手部抬高至心脏水平以上，这有助于减少肿胀。

（2）冷敷：在术后的前 48 小时内，适当使用冷敷可以帮助减轻疼痛和肿胀。冷敷时，可以用冰袋或冷敷包轻轻敷在受伤部位，每次持续 15～20 分钟，每隔几小时重复 1 次。

（3）限制活动：术后初期，避免过度使用受伤的手部，以免加剧肿胀或影响愈合。

（4）合理使用药物：根据医生的指示，使用消炎止痛药或其他药物来减轻疼痛和肿胀。

（5）恢复训练：在医生或物理治疗师的指导下，进行专门的恢复训练。这些训练可以帮助增强手部的力量和灵活性，并促进伤口的愈合。

（6）保持良好的营养：均衡饮食对于手部的愈合非常重要。确保摄入足够的蛋白质、维生素和矿物质，以支持身体的修复过程。

（7）定期复查：按照医生的指示进行复诊，以便及时评估手部的恢复情况并调整治疗计划。

24 手外伤后，如何评估手指的功能恢复情况？

（1）形态评估：观察手指是否有畸形、缺损，以及运动形式是否正常。

（2）皮肤和软组织评估：检查手指皮肤是否完整，有无创伤、肿胀、感染或瘢痕。

（3）肌肉和关节评估

活动度：评估手指的主动及被动运动范围，如屈伸、旋转等。

肌力：通过徒手肌力检查，如握力、捏力、夹力测定等方法了解手指肌力状况。

黏连与挛缩：检查肌肉和关节是否有黏连挛缩、强直等现象。

（4）神经功能评估

感觉功能：通过检查触觉、痛觉、振动觉、冷热觉、二点觉、物体辨别觉等，判断手指感觉障碍的程度和范围。

运动功能：观察手指的运动是否协调，能否完成精细动作，如捏、握、抓、夹等。

以上评估应在医生的指导下进行，以确保评估结果的准确性和有效性。同时，手外伤的恢复是一个长期的过程，需要患者耐心配合治疗并进行适当的康复训练。

25 手部开放性外伤导致指甲脱落还可以再长出来吗？

指甲脱落后能否重新长出来取决于多种因素。如果甲床和指甲周围的组织没有受到严重损伤，脱落的指甲是可以重新长出来的。指甲的生长取决于甲床的健康状态，一般需要几个月的时间。但是如果甲床和周围组织完全受损,就有可能无法长出来。

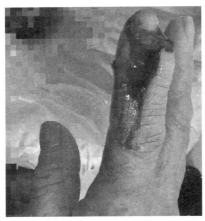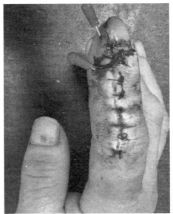

重物砸伤患者指甲翻开,甲床结构完整,修整后缝合,甲床完整愈合

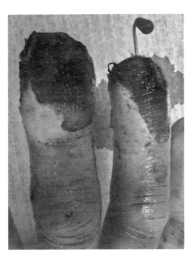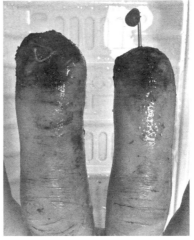

压面机挤压伤导致指甲脱落,甲床破坏严重,最终指甲无法长出

手部开放性外伤后指甲生长情况

26 受伤后指甲长不出来有什么补救措施吗？

如果受伤后指甲长不出来,很可能是甲床(甲母质)受到了损伤。在这种情况下,可以考虑以下补救措施:

(1)咨询医生:遵循医生的指导,可能需要手术治疗或其他方式来修复甲床。

(2)营养补充:保证良好的饮食习惯,摄入足够的营养素,特别是增加生物素、维生素 E 和其他对指甲生长有益的营养素的摄入。

(3)良好的护理:保持受伤指甲区域的清洁和干燥,以免进一步的损伤。避免过度使用受伤的手部,以免加重损伤或影响愈合。

27 手部术后感染的迹象有哪些？

手部手术后,感染是一种可能发生的并发症,及时识别和治疗是至关重要的。手术后感染的早期迹象包括:

(1)红肿:手术部位出现红色和肿胀,这是感染的常见迹象。正常的愈合过程中可能会有轻微的红肿,但如果红肿加剧或扩散,可能是感染的标志。

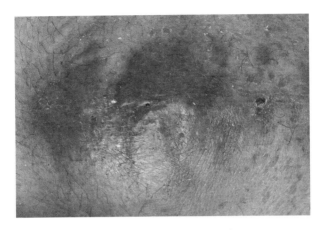

典型感染表现：红、肿、热、痛

（2）温度升高：受影响区域出现异常的温热，摸起来比周围的皮肤温度高。

（3）疼痛加剧：术后疼痛应该随着时间逐渐减轻。如果疼痛加剧，尤其是在应用止痛药后仍然感到疼痛加重，这可能是感染的迹象。

（4）脓液分泌：从伤口中流出异常的液体，特别是浑浊的或有臭味的黄色脓液，是明显的感染迹象。

（5）发热和寒战：手术后出现体温升高（通常定义为口温高于 38℃）和/或寒战，可能是全身性感染的迹象。

（6）乏力和全身不适：感到异常疲倦或全身不适，尤其是伴随上述任何一种或多种症状时，可能是感染的早期迹象。

（7）红线或红斑：沿着手臂向上出现红线或红斑，可能是淋巴管炎的迹象，这是一种感染向其他部位扩散的标志。

（8）伤口愈合延迟：如果手术伤口愈合速度比预期缓慢，或者伤口持续开放，这可能是感染的迹象。

如果术后出现上述任何迹象，应立即联系医生或手术团队。早期诊断和治疗可以避免感染恶化并减少并发症的风险。治疗通常包括抗生素（口服或静脉注射）和可能的二次清创手术。

28 手外伤后，如何保持伤口的清洁和干燥？

（1）定期清洁：可使用温和的肥皂和清水轻轻清洁伤口周围的皮肤。注意避免直接让肥皂或水接触到伤口表面，除非医生特别指示。清洁时，用干净的手指或棉球轻轻擦拭，避免用力搓揉或刮擦伤口。

（2）使用无菌敷料：清洁伤口后，应立即使用无菌纱布或医生推荐的敷料覆盖伤口。无菌敷料可以减少细菌污染的风险，并有助于保持伤口干燥。根据医生的建议，定期更换敷料。如果敷料被污染、湿透或移位，应及时更换。

（3）避免湿润环境：应尽量避免让伤口接触水或其他湿润物质。如果必须接触水（如洗澡或洗手），可以使用防水敷料进行保护。在洗澡或洗手后，要立即用干净的毛巾轻轻擦干伤口周围的皮肤，并重新覆盖无菌敷料。

（4）避免过度活动：过度活动可能会导致伤口出血、裂开或感染。因此,在伤口愈合期间,应避免过度使用受伤的手部。根据医生的建议,进行适当的休息和康复训练。

(5)注意个人卫生:恢复期间应保持手部卫生,经常洗手,以减少细菌的传播。避免触摸伤口或揭开敷料,除非有医生指导。

(6)观察伤口变化:密切观察伤口的变化情况,如出现红肿、疼痛、渗出等异常情况,应及时就医。

(7)遵循医生指导:患者应严格遵守医生的指导和建议,按时服药、更换敷料和进行康复训练。如果对伤口护理有任何疑问或担忧,应及时咨询医生。

29 什么叫污染伤口?

污染伤口是指伤口内含有该部位正常组织不应有的物质,这些物质通常是外界或空腔脏器内的污染物。例如,碎石、泥土等外部环境物质,或是粪便、尿液等空腔脏器内容物。下图展示了一个患者腿部遭到农具刺伤的情况,伤口贯穿两侧皮肤,由于未进行规范处理,最后发生了严重感染。

对于这种污染伤口,及时进行清创、消毒和缝合是防止伤口感染和促进愈合的重要措施。在必要时,可能还需要使用抗生素进行治疗,以进一步降低感染的风险。

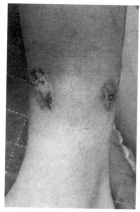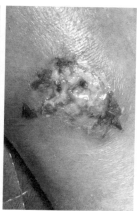

农具贯通污染伤口未规范处理,最终发生严重感染

30 手部术后伤口愈合缓慢或愈合困难怎么办?

伤口愈合缓慢或困难可能由多种因素导致,包括但不限于手术部位的感染、患者的营养状况不良、血液循环问题、糖尿病等慢性疾病。处理这些问题的方法包括:

(1)确保伤口干燥、清洁,避免进一步感染。

(2)适当使用抗生素治疗感染。

(3)提高营养水平,特别是蛋白质的摄入,因为蛋白质对伤口愈合至关重要。

(4)控制好慢性疾病,如糖尿病,保持血糖水平稳定。

(5)考虑使用增强愈合的方法,如负压伤口疗法或使用生长因子。

必要时咨询医生或伤口护理专家的意见。

31 手部术后疼痛如何控制?

术后疼痛管理是提高患者舒适度和促进康复的重要部分。控制疼痛的方法包括:

(1)使用口服或静脉注射的止痛药,如非甾体抗炎药或阿片类药物来减轻疼痛。

(2)局部使用止痛药膏或贴片,直接作用于伤口周围,以缓解局部疼痛。

(3)冷敷法可以应用于手术部位,以减轻疼痛和消肿。

(4)进行物理治疗和轻度活动,以促进血液循环和减少疼痛,从而促进功能恢复。

(5)在医生的指导下,适当使用替代疗法,如针灸或按摩,以辅助减轻疼痛。此外,还需要定期评估疼痛程度,并根据需要调整止痛方案。

32 手外伤后的伤口感染如何预防和处理?

手外伤后的伤口感染预防需要综合多种措施,包括及时有效的清创处理、无菌操作原则、合理使用抗生素、日常护理与观察、增强患者免疫力和避免其他因素干扰等。这些措施的实施将有助于降低感染风险,促进伤口愈合。

术后感染应立即处理,以避免更严重的并发症。处理方法包括:① 及时识别感染迹象,如红肿、温热、流脓、发热等;② 使用口服或静脉注射抗生素治疗;③ 对于局部感染,可能需要开放清创;④ 保持伤口清洁,遵循医生或护士的指导进行适当的伤口护理;⑤ 严重或持续性感染可能需要住院治疗。

33 手部术后功能恢复缓慢怎么办?

手部手术后,功能恢复的速度可能因个人差异及伤口的严重程度而有所不同。如果恢复进展缓慢,可以考虑以下措施:

(1)积极参与物理治疗:与物理治疗师紧密合作,执行康复练习计划。这些练习可以帮助患者提高手部的灵活性、强度和整体功能。

(2)定期评估恢复进展:与手术后的医疗团队保持沟通,定期评估恢复进展。必要时,根据患者的恢复情况调整治疗计划。

(3)进行手功能训练:参与日常生活中的手功能活动,如简单的握力练习、拿取和放置小物件等。这些活动可以逐渐提高手部的协调性和功能。

(4)严格遵循医嘱:请严格遵循医生和物理治疗师关于活动限制和康复练习的指导。避免过早或过度使用受伤的手部,以免加重损伤。

(5)保持耐心和持续努力:手部功能的恢复需要时间和持续的努力。请保持积极的态度,并始终遵循医疗团队的指导。

34 手指关节僵硬是手外伤的常见并发症吗？ 应如何预防和治疗？

手指关节僵硬是手外伤的常见并发症之一。这种僵硬往往是由多种因素导致的，包括瘢痕组织挛缩、神经损伤、骨折、关节损伤以及恢复过程中可能出现的肌腱与腱鞘粘连或瘢痕组织增生等。

（1）预防措施

及时就诊与治疗：手外伤发生后，应立即到医院就诊，根据具体病情接受必要的治疗，如神经探查、骨折内固定或外固定、清创缝合等。

功能锻炼：在手术后或伤口愈合后，应尽早开始功能锻炼。功能锻炼可以分为被动锻炼和主动锻炼两类，通常以被动锻炼为主，即请他人帮助活动僵硬的关节，逐步增加关节的活动度；主动锻炼则是指患者主动活动受损的关节，以增加关节周围的肌肉力量。功能锻炼越早开始效果越好，即使锻炼过程中有轻微疼痛也应坚持。

避免感染：保持伤口的清洁和干燥，定期换药，以预防感染的发生。

饮食与营养：多进食富含优质蛋白质的食物，如瘦肉、鱼类、蛋类和奶制品等，以促进受损组织的愈合。

（2）治疗方法

药物治疗：应用舒筋活血的药物，如消痛贴膏、大活络丸等，能够改善局部血液循环,促进受损组织的愈合,缓解关节僵硬。

物理治疗：选择拔罐、针灸、烤电等方法,能够改善局部血液循环,软化僵硬的组织,促进关节功能的恢复。

康复锻炼：通过关节活动度的锻炼,逐渐增加关节的活动范围及灵活性,缓解关节僵硬,促进关节功能的恢复。

手法松解：对于康复锻炼效果不佳的患者,医生可以通过手法协助患者进行关节活动度的训练,以增加关节的活动范围,缓解关节僵硬的症状。必要时可以在麻醉下进行手法松解治疗。

手术松解：对于关节僵硬和粘连较重、手法松解和康复锻炼均无效的患者,可能需要通过手术切除僵硬和粘连的组织,松解关节,来缓解关节的僵硬。

综上所述,手指关节僵硬是手外伤后常见的并发症之一,但通过及时的治疗、功能锻炼、避免感染,以及合理的饮食与营养摄入等措施,可以有效地预防其发生。同时,根据具体病情选择合适的治疗方法,也可以促进关节功能的恢复。

35 手外伤后如何预防瘢痕挛缩?

手外伤后要预防瘢痕挛缩,需要综合采取伤口护理、物理治疗、药物治疗、康复训练以及合理饮食等多个方面的措施。通过科学合理地实施这些措施,可以显著降低瘢痕挛缩的风险并促进伤口愈合。

（1）伤口护理：保持伤口清洁，避免感染。

（2）物理治疗：对于深度创伤或手术后的伤口，可以使用压力治疗（如使用弹力绷带或穿压力衣）来促进伤口愈合，减少瘢痕形成。压力治疗是通过增加局部压力来限制组织过度生长，从而降低瘢痕挛缩的风险。弹性绷带包扎能够提供均匀适度的压力以支持受损区域，这有利于减轻水肿并促进血液循环。

（3）药物治疗：主要包括抗纤维化药物和肉毒素注射。

（4）康复训练：抗张力运动训练主要是通过增强肌肉力量和柔韧性来缓解因受伤而引起的组织紧张和僵硬状态。还可以选择定期按摩，定期按摩可以刺激血液循环，加速代谢产物清除，有助于控制瘢痕形成过程中的炎症反应，并减少瘢痕挛缩的风险。可以每日轻柔地用手掌或专用工具环绕式按摩患处至少15分钟。

（5）其他注意事项：要注意避免暴晒、合理饮食并定期复诊。

36 哪些情况下手外伤需要进行皮瓣移植手术？

手外伤在皮肤及软组织缺损严重、功能恢复的需要以及某些特殊情况下，可能需要进行皮瓣移植手术。

（1）皮肤及软组织缺损严重

大面积皮肤缺损：当手外伤导致大面积皮肤缺损，无法通过直接缝合或皮肤移植来修复时，皮瓣移植手术就成为一种必要的选择。这种手术可以覆盖大面积的缺损区域,促进伤口愈合。

深层组织暴露：如果伤口导致肌腱、神经、血管、骨等深层重要组织暴露,这些组织在缺乏皮肤保护的情况下很容易发生感染和功能受损。而皮瓣移植手术可以提供额外的皮肤层,保护这些深层组织,并促进其功能恢复。

（2）功能恢复需要

手指关节或肌腱损伤：当手指关节或肌腱受到严重损伤时,为了保持手指的灵活性和功能,可能需要进行皮瓣移植手术。皮瓣不仅可以覆盖伤口,还可以为关节和肌腱提供必要的支持和保护。

手部外观重建：对于手部外观受到严重影响的患者,如烧伤后瘢痕挛缩导致的畸形等,皮瓣移植手术还可以用于手部外观的重建。通过选择合适的皮瓣,可以恢复手部的自然外观和轮廓。

（3）特殊情况

感染控制：在某些情况下,手外伤可能会伴有严重的感染。如果感染无法通过常规方法控制,那么皮瓣移植手术可以提供一个新的、健康的皮肤层来覆盖感染区域,这有助于控制感染并促进伤口愈合。

复合伤：当手外伤伴有骨折、血管损伤等复合伤时,皮瓣移植手术可以与其他手术方法相结合,进行综合治疗。例如,在进行骨折固定或血管修复的同时,进行皮瓣移植手术以覆盖伤口。

37 手外伤后的饮食和营养有哪些注意事项?

手外伤后的饮食应以清淡、易消化、富含优质蛋白质和维生素的食物为主,避免辛辣刺激、生冷油腻等食物的摄入。

(1)营养补充:注意补充优质蛋白质、维生素以及锌、铁等矿物质;

(2)饮食禁忌:忌辛辣刺激食物、海鲜、易过敏食物、生冷食物及油腻食物;

(3)其他注意事项:足量饮水;均衡饮食;戒烟限酒;遵医嘱治疗。

38 手外伤的康复过程中,支具和辅助器具的作用是什么?

手外伤的康复过程中,支具和辅助器具起着至关重要的作用。它们的主要作用是保护关节,避免不必要的活动,以防止加重损伤或产生继发性改变。支具如指骨骨折固定支具、手休息支具等,可固定受伤部位,促进愈合,并预防肌肉萎缩、畸形等问题。辅助器具如动态支具,则通过持续作用于关节,以维持关节活动度,辅助康复训练。这些工具需在医生的专业指导下使用,能够显著提高患者的康复效果和生活质量。

39 手外伤后若手部麻木感持续存在应如何处理？

手外伤后，若手部麻木感持续存在，很可能是神经损伤所致。处理方法包括：

（1）口服神经营养药物：如甲钴胺、B族维生素等，以促进神经修复。

（2）进行物理治疗：如热敷、按摩等，以改善局部血液循环，缓解麻木症状。

（3）保持手部休息：避免过度使用或保持同一姿势过久，以减轻神经压力。

（4）手术治疗：如果症状无好转或持续加重，建议及时就医，进行神经检查和治疗，必要时可考虑手术治疗。

40 手外伤后如何判断是否需要神经移植手术？

手外伤后，判断是否需要进行神经移植手术，主要有以下几个方面依据：

（1）神经缺损程度：当神经缺损过多，采用其他方法（如屈曲关节、游离神经等）仍不能克服缺损，且对端吻合存在明显张力时，应考虑进行神经移植手术。

（2）神经功能恢复情况：若神经功能未能恢复或恢复不佳，

且显著影响患者日常生活和工作,则可能需要进行神经移植手术。

(3)医生评估:最终是否需要神经移植手术,应由医生根据患者的具体情况(如伤口情况、神经损伤程度、患者年龄、身体状况等)进行综合评估后决定。

41 手外伤导致的手部瘢痕增生如何处理?

对于手外伤导致的手部瘢痕增生,处理方法多样,但需根据瘢痕增生的具体情况和医生建议来选择。以下是一些常见的处理方法:

(1)药物治疗:对于轻微的瘢痕增生,可以使用硅酮凝胶、氟尿嘧啶乳膏等药物对患处进行涂抹,这有助于淡化瘢痕。但请注意,药物治疗效果因个体差异而异,需遵医嘱使用。

(2)物理治疗:如激光治疗、冷冻治疗、微针治疗等,这些物理治疗方法通过不同的作用机制,能够有效改善瘢痕增生的状况。激光治疗是利用光热效应使瘢痕组织升温、坏死、脱落;冷冻治疗则是通过低温使瘢痕组织坏死脱落;微针治疗则通过微针穿刺,促进皮肤的修复和胶原重塑。

(3)手术治疗:对于较大的瘢痕增生,或者经过保守治疗无效的情形,可以考虑手术切除。手术切除瘢痕组织后,可能还需要结合放射治疗等方法来防止瘢痕再生。

（4）生活护理：在治疗期间，应保持饮食清淡，避免食用刺激性食物，还需保持瘢痕部位的清洁和卫生，这有助于促进瘢痕的消退。

 手外伤后的长期随访有哪些重要内容？

随访有助于医生全面了解患者的手部恢复情况，并及时调整治疗方案，确保患者获得最佳的康复效果。

（1）伤口及瘢痕评估：医生会观察伤口愈合情况，评估瘢痕增生或挛缩的程度，以及其对手部功能的影响。

（2）神经功能检查：评估手部神经的恢复情况，包括感觉和运动功能，如触觉、痛觉、肌力等。

（3）关节活动度评估：测量手指和腕关节的活动范围，判断是否存在关节僵硬或功能障碍。

（4）手功能评估：通过日常生活活动能力测试（如握力、抓握等）和特定功能量表，评估手部整体功能的恢复情况。

（5）康复指导：根据随访结果，为患者提供个性化的康复指导和建议，以促进手部功能的进一步恢复。

（6）并发症监测：警惕并监测感染、疼痛、再损伤等并发症的发生，并及时处理。

第三篇
手部骨折相关问题

 43 开放性手部损伤伴有骨折如何处理?

开放性手部损伤伴有骨折是一种较为严重的伤害,需要及时并恰当的处理以避免进一步的并发症,如感染、功能受损等。处理此类伤害时,应遵循以下步骤:

(1)急救处理

止血:如伤口出血,应轻轻压迫伤口周围的区域以减少出血,但要避免对骨折区域施加直接压力。

清洁:轻轻清洗伤口周围的皮肤,但避免接触伤口内部,以免将污染物推入更深处。

保护伤口:用无菌敷料或干净的布覆盖伤口,避免伤口接触污染源。

固定:使用夹板或其他器械轻微固定受伤的手部,减少因移动导致的疼痛和伤害加剧。

抬高:将受伤手部抬高,有助于减少肿胀和疼痛。

(2)就医:尽快前往医院就诊,开放性骨折需要专业医疗人员处理。医生可能会进行进一步的清洁消毒,以减少感染风险,并可能使用抗生素预防或治疗感染。通过 X 线或其他影像学检查评估骨折的类型和严重程度。

（3）医疗处理

伤口处理：医生将彻底清洁伤口，移除污染物和坏死组织，以减少感染风险。

骨折固定：依据骨折的性质和严重程度，医生可能需要使用金属钉、螺钉、钢板或外固定器等手段固定骨折。图中的电锯伤

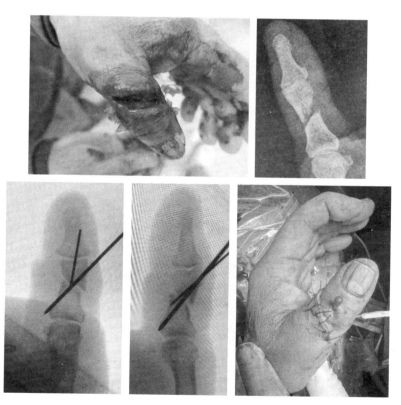

电锯伤导致的开放性指骨骨折清创＋钢针固定

患者,由于伤口污染严重,不能一期行内固定手术,暂时予以钢针固定骨折端。

缝合伤口:如果条件允许,伤口可能会被缝合。在某些情况下,为了防止感染,可能暂时不完全闭合伤口,以便于排液和进一步的观察。

抗生素和疫苗:可能需要使用抗生素治疗或预防感染。如果有破伤风感染的风险,可能需要接种破伤风疫苗。

44 手部骨折一定要手术吗?

手部骨折是否需要手术取决于多种因素,包括骨折的类型、严重程度、骨折的位置以及患者的整体健康状况和生活需求。医生会基于这些因素以及X线或其他影像学检查的结果来选择最佳的治疗方案。

45 手部骨折的手术方式有哪些?

手部骨折的手术方式有:

(1)内固定手术:在这种手术中,使用金属钉、螺钉、钢板或者金属棒等工具将骨折固定在正确的位置,以促进愈合。下图为掌骨骨折后钢板固定术后的表现。

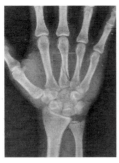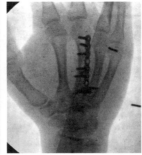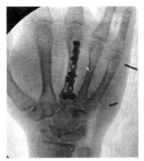

左手第三掌骨骨折钢板内固定手术

（2）外固定手术：外固定器是一种装置，通过外部的支架和皮肤表面的固定点稳定骨折部位。

（3）经皮针或螺钉固定：通过小切口，在不完全打开骨折部位的情况下，将针或螺钉插入以稳定骨折。

（4）骨移植手术：有些复杂的骨折或骨折愈合不良的情况下，可能需要骨移植来促进愈合。

46 手部骨折的保守治疗方式有哪些？

（1）夹板或石膏固定：对于不严重且没有错位的骨折，医生可能会选择使用夹板或石膏来固定骨折部位，以保护骨折部位并促进愈合。

（2）功能性固定和活动：对于某些稳定的骨折，医生可能会推荐使用可拆卸的夹板或其他外固定装置，并结合早期活动来促进功能恢复。

（3）物理治疗：包括手部运动、力量训练、热疗、电刺激等多种方法，以促进手部功能的恢复，减少僵硬，并帮助患者恢复日常生活能力。

 47 手部骨折术后恢复需要多久？

手部骨折术后恢复的时间受多种因素影响，包括手术类型、骨折的复杂程度和个体的愈合能力。这个过程通常分为骨折恢复和功能恢复两个阶段。

（1）骨折恢复：一般而言，手部的骨折需要大约 6～8 周的时间来愈合，但这个时间并不是绝对的，可能因个体差异而有所不同。

（2）功能恢复：在骨折愈合后，通常还需要进行数周到数月的物理治疗来恢复手部的功能和力量。这个过程可能需要更长的时间，因为功能恢复不仅仅是骨折愈合那么简单，还涉及肌肉、关节和神经的康复。

整个恢复过程需要患者和医生共同努力，定期进行医学评估以确保愈合过程顺利进行，并根据需要调整治疗计划。在整个治疗和恢复过程中，遵循医嘱、积极参与康复训练对于达到最佳的治疗效果至关重要。

48 手指骨折后，为何要进行定期随访？

（1）骨折愈合监测：骨折发生后，骨头的愈合是一个渐进的过程，定期随访可以及时了解骨折愈合的情况，以确保骨头按照预期生长和恢复。

（2）并发症预防：骨折及其治疗期间可能引发多种并发症，如感染、错位、关节炎等。定期随访有助于早期发现并处理这些潜在的并发症，避免病情加重。

（3）功能恢复评估：手指骨折不仅影响骨骼健康，还可能影响关节功能。定期随访可以评估手指的功能恢复情况，为患者提供个性化的康复指导和建议。

（4）治疗调整：根据随访结果，医生可以及时调整治疗方案，如调整骨折固定方式、康复计划等，以确保骨折能得到最佳的治疗效果。

综上所述，手指骨折后进行定期随访是确保骨折顺利愈合、预防并发症、评估功能恢复和调整治疗方案的重要措施。

49 手部骨折愈合不全或错位怎么办？

如果手部骨折出现愈合不全或错位的情况，需要采取相应的治疗措施来纠正或促进骨折的愈合：

（1）重新评估和诊断：首先，需要通过 X 线或 CT 扫描重新评估骨折的情况，详细了解愈合不全或错位的程度，以便制定合适的治疗方案。

（2）手术干预：在某些情况下，如果骨折错位严重或愈合不全，可能需要重新进行手术来纠正错位或促进骨折愈合。手术可能包括使用钢针、螺钉、钢板或其他器械来固定骨折，确保其正确对齐。

（3）骨刺激治疗：对于难以愈合的骨折，可能会考虑使用骨刺激设备（如低强度脉冲超声或电磁场治疗）来促进骨折部位的血液循环和骨细胞增殖，从而加速骨折愈合。

（4）骨移植：在极少数情况下，如果骨折愈合极其困难，可能需要进行骨移植手术。骨移植手术可以从身体其他部位获取健康的骨组织，然后移植到骨折部位，以提供新的骨细胞来源，促进骨折愈合。

第四篇
手部肌腱断裂相关问题

50 手部肌腱断裂一定需要手术吗？

　　手部肌腱断裂是否需要手术取决于断裂的肌腱类型、伤害的严重程度及对手部功能的影响。部分浅表肌腱断裂（如部分撕裂）在早期可能通过保守治疗恢复，包括固定、冷敷和物理疗法，如果是开放性肌腱损伤，还需要抗感染治疗。然而，大多数情况下，完全断裂的肌腱（特别是深层肌腱，如屈肌腱）往往需要手术修复以恢复手部功能。

51 手外伤后，如何评估手部肌肉的损伤程度？

　　手外伤后评估手部肌肉的损伤程度，主要有以下几个方面依据：

　　（1）临床检查：通过检查手指的活动度、肌力及是否存在肌肉痉挛或萎缩等现象，来初步判断肌肉损伤的程度。

　　（2）影像学检查：通过如 X 线、CT 或 MRI 等影像学检查，可进一步观察肌肉组织是否出现断裂、肿胀或变形等，为评估提供更为直观的依据。

（3）神经功能评估：手部肌肉的活动是受神经支配的，因此评估神经损伤程度也是评估肌肉损伤的重要方面。通过检查感觉、运动功能等，了解神经是否受损及其受损程度，从而间接评估肌肉的损伤情况。

（4）肌力测试：使用握力计、捏力计等工具进行肌力测试，量化评估手部肌肉的力量恢复情况。

52 什么情况下需要进行手部肌腱修复手术?

（1）完全断裂的肌腱，导致手指不能正常屈曲或伸展。

（2）伤口位置显示肌腱受损严重；对于需要精细手部运动的人士，如音乐家或手工艺者，即使是部分撕裂也可能考虑手术。

（3）在保守治疗无效的情况下，也需要进行手术。

图例为一名玻璃杯破碎割伤的患者，经探查发现其拇长屈肌腱完全断裂，导致手指无法屈曲，会影响日常活动。医生随后进行了伤口清创并进行了肌腱缝合手术，术后使用石膏进行固定。

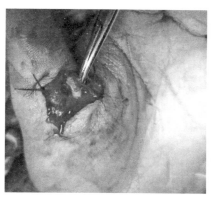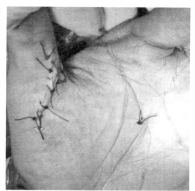

玻璃杯破碎割伤的患者，拇长屈肌腱完全断裂，予以肌腱缝合

53 手部肌腱断裂一般怎么修补缝合？

手部肌腱修复通常采用微创手术在局部麻醉或全身麻醉下进行。通过小切口暴露断裂的肌腱端，然后使用特殊的缝合技术将断裂的肌腱缝合在一起。手部肌腱修复存在多种缝合方法，具体选择哪一种取决于断裂的肌腱、伤口的位置和大小以及医生的经验和偏好。

54 手部肌腱断裂后，修复的最佳时机是什么时候？

手部肌腱发生断裂后，修复的最佳时机是伤后尽早，特别是伤后 6 小时内进行手术修复效果最佳。这是因为在这一时期内，肌腱尚未发生严重回缩,有利于手术操作和术后恢复。如果因故不能立即手术,也应在3周之内及时手术,尤其是不要超过6~8周后进行修复,以避免产生肌肉萎缩、粘连等并发症,从而影响术后功能的恢复。具体的修复时机应根据患者的实际情况和医生的建议来确定。

55 手部肌腱断裂术后有哪些注意事项?

遵循医嘱进行伤口护理,保持伤口干燥、清洁。初始阶段可能需要使用石膏或夹板固定,以保护缝合的肌腱在恢复期间不受力。定期参加物理治疗和康复训练,但要避免过早或过度使用受伤的手部,以免影响肌腱的愈合。注意伤口的感染迹象,如红肿、发热、疼痛加剧或出现脓性分泌物时,要及时就医。总结如下:

(1)休息:术后初期需要充分休息,减少手部的活动,避免对缝合处造成过多的拉扯和压力。

(2)固定:手术后医生可能会使用石膏或其他固定装置来保持手部在适当的位置,以促进肌腱的愈合。

(3)物理治疗:术后一段时间开始,可能需要进行物理治疗,包括温热疗法和轻微的操练等,以提高手部的灵活性和功能。

(4)定期复查:按照医生的指示定期复查,以评估肌腱的愈合情况和手部功能的恢复情况。

56 手部肌腱断裂打了石膏多久可以拆?

石膏固定的时间因个人情况而异。一般来说,肌腱修复术后石膏或其他固定装置至少需要固定 4～6 周,情况严重者可能需要更长时间。具体时间取决于肌腱的恢复情况和医生的指导。在整个恢复过程中,定期复查和评估肌腱的愈合情况是非常重要的,以决定何时可以拆除石膏或夹板。在固定期间,重要的是遵循医嘱,不要擅自拆除固定装置,以避免影响肌腱的愈合。

57 肌腱粘连对手部功能有何影响? 如何避免和治疗?

肌腱粘连对手部功能有显著影响,可能会导致手指无法充分伸直或屈曲,影响日常活动。为避免产生肌腱粘连,可采取以下措施:

(1)动态热身:手部活动前,应进行适当的热身活动,以帮助肌肉、关节及肌腱快速适应运动。

(2)合理锻炼:避免过度疲劳,分散锻炼时间和姿势,减少对肌腱的过度使用。

(3)适当休息:活动后应充分休息,从而让肌肉和肌腱有时间修复。

若已出现肌腱粘连症状,治疗方法包括物理治疗、功能锻炼、药物治疗和手术治疗等,具体需根据病情选择。早期发现和及时治疗对于恢复手部功能至关重要。

58 手外伤后的肌腱粘连松解手术效果如何?

手外伤后的肌腱粘连松解手术效果通常是比较显著的。手术能够有效地松解粘连的肌腱,改善手指的活动范围和灵活性。然而,手术效果也受到多种因素的影响,如粘连的严重程度、患者的体质、手术后的康复锻炼等。

一般来说,如果粘连发现得早、处理得及时,手术效果就会更好。此外,患者在手术后需要积极配合进行康复锻炼,以恢复肌腱的功能和防止再次粘连。

需要注意的是,手术本身存在一定的风险和并发症,如感染、出血、肌腱再次断裂等,但这些风险和并发症的发生率相对较低。总体而言,肌腱粘连松解手术是治疗手外伤后肌腱粘连的一种有效方法。

第五篇
破伤风相关问题

59 开放性损伤为什么要注射破伤风疫苗?

开放性损伤,尤其是由锈迹物品引起的伤口,容易感染破伤风杆菌。破伤风杆菌在缺氧条件下释放的毒素可以引起严重的神经系统症状。注射破伤风疫苗是预防感染破伤风的有效手段。

60 破伤风疫苗都需要皮试吗?

过去常规进行破伤风抗毒素(TAT)注射前的皮试,主要是为了检测是否对马血清蛋白过敏。然而,现在通常推荐的人破伤风免疫球蛋白不需要皮试,因为该疫苗的过敏反应风险很低。

61 注射破伤风疫苗的最佳时间是什么时候?

在受伤后尽快接种是最佳的,理想情况下,在受伤后的 24 小时内接种破伤风疫苗最为有效。如果个体之前已经完成了破伤风疫苗的基本免疫（通常是在儿童时期），在受到开放性伤害后可能只需要一次加强注射。

 破伤风疫苗分为哪几种？

破伤风疫苗主要分为以下几种类型：

（1）破伤风类毒素（TT）：这是最常用的破伤风疫苗，用于基础免疫和加强注射。

（2）白喉-破伤风类毒素（DT）：这种疫苗结合了白喉和破伤风疫苗，通常给未成年人接种。

（3）白喉-破伤风-百日咳类毒素（DTP）：这种疫苗结合了白喉、破伤风和百日咳三种疫苗，通常用于儿童的初次免疫。

（4）白喉-破伤风-百日咳无细胞类毒素（DTaP）：这也是一种三联疫苗，它采用了无细胞百日咳抗原技术，意味着它不含完整的百日咳杆菌，而是包含了经过处理的部分或部分纯化的百日咳病原体成分，相比早期的全细胞百日咳疫苗，其不良反应更少。这种疫苗主要用于儿童。

（5）破伤风-白喉-百日咳（Tdap）：这是一种含有成人剂量的疫苗，用于加强免疫，通常在11岁后使用。

63 什么是人破伤风免疫球蛋白？

人破伤风免疫球蛋白是从人体中提取出来的，是一种非常常见的可以与破伤风毒素进行结合的蛋白。人破伤风免疫球蛋白平时很少引起过敏反应，通常情况下使用一次就可以达到免疫的效果了。如果经皮试提示对破伤风抗毒素过敏，可以积极考虑注射人破伤风免疫球蛋白，做进一步的预防性治疗，主要应用于患者在被铁器刮伤或者铁钉扎伤之后进行。

64 破伤风疫苗需要注射几针？

对于未完成破伤风疫苗免疫系列的个体，需要接种 3 针破伤风类毒素作为基础免疫，接种计划通常是第 1 针后 1 个月接种第 2 针，第 2 针后 6 个月至 12 个月接种第 3 针。对于已经完成基础免疫的个体，每 10 年需要 1 次加强注射。

65 如果已经注射了破伤风疫苗，再次发生开放性外伤还需要再次注射吗？

如果一个人已经完成了破伤风疫苗的初次免疫，并且在推荐的时间范围内接受了加强注射，通常来说，在遭受开放性外伤后，如果上次接种加强疫苗未超过 10 年，一般不需要再次注射。但如果伤口污染严重，可能需要提前接种加强注射。如果个体的疫苗接种历史不明确或者初次免疫系列未完成，可能需要接种额外的破伤风疫苗。具体应根据医疗指导和健康指南来决定。

66 喝酒了能注射破伤风疫苗吗？

一般来说，适量饮酒不会直接影响破伤风疫苗的接种。然而，重度饮酒或酒精依赖可能会影响免疫系统的功能，从而影响疫苗的效果。如果饮酒量大，可能导致短时期内的免疫抑制，会影响疫苗接种的免疫响应。

如果已经饮酒，特别是过量饮酒，最好咨询医生的建议。医生可能会基于个人的健康状况和饮酒量来做出是否立即接种的决定。如果饮酒后不久需要紧急接种破伤风疫苗（如在处理开放性伤口后），医生可能会推荐尽快接种，并密切监控可能出现的任何不良反应。

67 破伤风发作的原因有哪些？

破伤风的主要原因是破伤风杆菌的孢子通过开放性伤口进入体内，在厌氧（无氧）环境中繁殖并产生神经毒素。这种毒素会影响中枢神经系统,尤其是抑制性神经传递物质的释放,导致肌肉僵硬和痉挛。

68 破伤风发作有什么临床表现?

（1）肌肉僵硬：破伤风毒素进入人体后,会影响神经系统,导致肌肉的抽搐,通常先影响面部肌肉,随后依次为颈部肌肉、背部肌肉、腹部肌肉,最后为四肢肌肉。

（2）痉挛：剧烈、持续的肌肉痉挛,可能由声响、物理触碰或其他刺激引起。

（3）吞咽困难和呼吸困难：喉头和呼吸肌肉的痉挛可能导致呼吸困难。

（4）疼痛：肌肉痉挛可能伴有剧烈疼痛。

（5）发热：可能伴有轻微发热。

69 破伤风能治愈吗?

破伤风是一种可以治疗的疾病,但必须及时接受适当的医疗干预。治疗破伤风通常涉及以下几个方面：

（1）破伤风抗毒素：用于中和体内未附着于神经细胞的毒素。

（2）抗生素：常用药物包括青霉素或甲硝唑，用于杀灭破伤风杆菌，防止产生新的毒素。

（3）伤口护理：彻底清理伤口，消除毒素生成的环境。

（4）支持治疗：包括给予镇静剂和肌肉松弛剂、疼痛管理、适当的营养和液体输入以及可能的呼吸支持。

（5）监护：患者可能需在重症监护室中接受监护，以便医生及时处理可能出现的并发症。

尽管有治疗手段，破伤风的死亡率仍较高，尤其是在未能早期诊断和治疗的情况下。因此，要预防破伤风，疫苗接种是非常重要的。

第六篇
锤状指相关问题

70 什么是锤状指？

锤状指又称为击球指，是一种常见的手指损伤，特点是指尖不能伸直，当手指尝试伸直时，其最末端的关节下垂。这种情况通常是由于手指末端的伸肌腱（连接到指骨末端的肌腱）受伤导致的。锤状指可能涉及肌腱的拉伤、部分撕裂，或是完全断裂，有时还伴随有骨折。

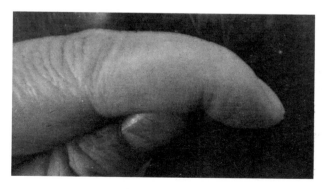

锤状指的表现

71 锤状指的病因有哪些?

锤状指通常是由于外伤造成的,如在运动中手指遭受撞击,或是在日常生活中手指尖被重物砸到,或突然被绊倒时伸直的手指受到撞击。

72 锤状指的治疗方式有哪些?

(1)保守治疗:对于没有伴随骨折或骨折非常轻微的锤状指,一般采用非手术治疗。最常见的方法是使用专门的夹板或石膏固定手指,使受伤的远端指间关节保持在伸直位置。固定期通常为6~8周,患者需要严格遵守医嘱,以促进肌腱的自然愈合。

(2)手术治疗:如果锤状指严重,比如伴有骨折并导致关节错位,或是保守治疗失败无法恢复功能时,可能需要手术干预。手术通常涉及重新连接断裂的肌腱和/或矫正骨折。

73 锤状指的手术方式有哪些?

锤状指的手术治疗的主要目的是修复受损的伸肌腱和/或矫

正伴随的骨折,以恢复手指的正常功能和外观。具体手术方式的选择取决于损伤的类型和严重程度。以下是几种常见的手术方式:

(1)肌腱修复术:对于伸肌腱断裂或撕脱的情况,医生通常使用缝线将其重新连接。如果肌腱从骨头上脱落,医生可能会使用小的锚钉将肌腱固定回骨头,以确保其稳定。

(2)骨折固定术:如果锤状指伴有骨折,医生将使用钢针、螺钉或金属丝等固定器材对骨折进行固定,以确保骨头正确对齐并促进愈合。

(3)肌腱移植术:当肌腱损伤严重,无法直接修复时,医生可能会考虑进行肌腱移植术。这涉及从患者自身的其他身体部位选取合适的肌腱作为供体,然后将其移植到需要修复的位置,并进行固定。

无论采取哪种手术方式,术后管理都至关重要。通常包括:

手指固定:使用夹板或其他装置固定手指在适当的位置,以支持肌腱和/或骨折的愈合。

疼痛管理:根据需要使用止痛药物来控制术后疼痛。

抗生素的使用:在某些情况下,医生可能会使用抗生素来预防或治疗术后感染。

康复治疗:术后会开始康复治疗计划,包括物理治疗和手指运动,以促进手指功能的恢复。

请注意,手术的具体方式和步骤可能因患者的个体情况而异。重要的是遵循医生的建议,确保术后得到适当的随访和康复指导。

74 锤状指的预后怎么样？

锤状指的预后通常是良好的，特别是在遵循适当的治疗方案并严格执行术后康复的情况下。大多数情况下，通过保守治疗，如正确固定和足够长的恢复期，手指功能可以得到恢复。

然而，某些情况下可能会留下轻微的运动范围限制或手指末端轻微的下垂，特别是在治疗延迟或不充分的情况下。即使进行了手术，手术效果也在很大程度上取决于伤势的严重性、手术的及时性以及术后康复的执行情况。遵循医嘱进行适当的术后恢复和康复训练，对于恢复手指的正常功能至关重要。

第七篇
断指再植相关问题

75 在医院外出现断指情况如何处理和保存？

在医院外出现断指情况时，正确的处理和保存方法至关重要。现代社会中，由机械、交通事故和其他原因引起的离断伤屡见不鲜，甚至简单的切菜操作也可能因疏忽导致手指离断。由于缺乏医学专业知识，意外发生时，人们往往急于将伤者送往医院，却忽视了断指的正确保存，从而可能错失最佳的再植时机。面对断指事故，首先要适当处理折断的手指，并尽快将伤员和断指一起送往医院，以争取及早进行断指再植术，这样有望使肢体恢复原有的形态和功能。

现场处理的重点是止血和保存断指。

（1）止血：由于手指的主要血管位于两侧，施救者应先掐住断指根部两侧进行止血，随后使用绷带或相对清洁的布条进行加压包扎。在止血过程中，需避免对断指部分造成二次伤害，且绷带或布条不宜绑得过紧。禁用铁丝、绳索或电线等物品勒紧手指根部，以免造成组织缺血坏死。

（2）保存断指：断指是否适合进行再植术及手术成功的概率

受多个因素影响，其中断指至再植术的时间是一个重要因素。缺乏血液供应的断指肌肉在 6 小时后就会开始坏死。以手指为例，在正常温度或室温的环境下，缺血时间若超过 12 小时，则成功再植的机会较低。如果将断指冷藏至约 4℃，低温可以有效延缓断指肌肉组织坏死的速率，使缺血时间可以延长到 24 小时，从而增加再植手术成功的希望。

在现场处理断指时，应先用清洁纱布或现场最干净的毛巾包裹断指，然后将其放进一个清洁、干燥的塑料袋内，并封好袋口。再将这个塑料袋放入另一个装有冰块的塑料袋或其他容器内，随后尽快将断指随伤员一起送往医院，为再植手术争取宝贵时间。

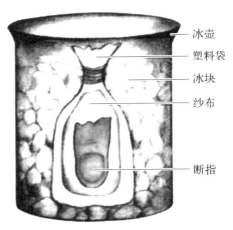

冰壶
塑料袋
冰块
纱布
断指

断指保存转运条件

简而言之，现场处理断指的关键在于"温度"和"时间"，任何破坏断指组织结构的操作都可能影响再植术的成功率。

76 处理断指的禁忌有哪些？

在处理断指时，若伤指未完全断裂，首要任务是尽可能维持伤指处于稳定状态，并确保其处于正常对齐的位置。应使用无菌敷料或清洁纱布妥善覆盖伤口，接着可以使用小木条或类似坚硬且干净的物料进行临时固定。

在处理过程中，以下禁忌事项需特别注意：

（1）禁止直接将断指保存在冰块上：因为冰块的低温会直接损坏断指的组织，影响其后续的治疗和恢复。

（2）禁止将断指浸泡在任何液体中：包括水或其他任何溶液，同时盛放断指的塑料袋也要确保没有冰水或其他液体渗入，以防断指受到污染或损害。

（3）禁止用水直接冲洗断指：如果断指表面较脏或受到污染，可先用生理盐水进行清洗，但需要注意水流不宜过大，也不要擦洗，以免破坏断指的局部组织结构。

77 哪些情况适合断指再植？

断指再植是一项复杂的微创手术，旨在重新连接因意外或外伤而断裂的手指。手术的成功率取决于多种因素，包括断指的保存状况、伤口的清洁程度、时间因素以及手术团队的技术水平。

不是所有的断指都适合进行再植手术。通常,断指再植手术适用于以下情况:多指切断;拇指切断;小孩手指切断;单指切断,特别是远端切断。

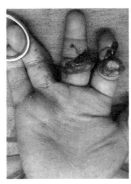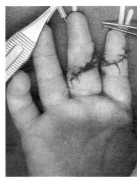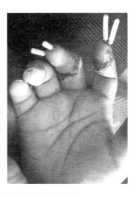

儿童刀割伤,食指、中指完全离断,断指再植术后恢复良好

78 断指再植的手术过程包括哪些环节?

(1)评估与准备:对患者和断指进行全面评估,包括损伤程度、时间因素等。同时对患者进行术前准备,如止血、镇痛等。

(2)清洁和去除损伤组织:在显微镜下清洁断端,去除受损的组织。

(3)骨骼固定:使用钢钉、螺钉或金属丝等稳定断骨。

(4)血管和神经吻合:通过微创手术连接血管和神经,通常先吻合动脉以恢复血液流动,然后吻合静脉和神经。

(5)软组织和皮肤闭合:修复肌腱和其他软组织,最后缝合皮肤。

79 断指再植的成功率有多高？

手术成功率取决于多种因素，但总体来说，随着技术进步，成功率已显著提高。在下图中，患者从受伤到手术仅用了 1 小时，手术后断指再植成功。以下因素对成功率有重大影响：

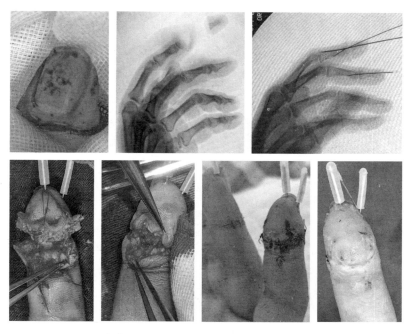

患者受伤 1 小时及时手术，断指再植成功

（1）时间：从受伤到手术开始的时间越短，成功率越高。

（2）断指的保存状态：断指的保存方法及状态直接影响再植手术的成功与否。

（3）患者的年龄和健康状况：年轻且健康的患者通常预后更好。

（4）手术团队的经验：经验丰富的手术团队和配备先进设备的医疗中心通常有更高的成功率。

即使手术技术执行得当，患者在术后也可能面临一些挑战，包括感染风险、血液循环问题和手指功能受限。康复过程可能需要物理治疗和进一步的手术以增强功能恢复。值得注意的是，即使手术成功，再植的手指也可能无法完全恢复到损伤前的功能水平，但可以显著提高患者的生活质量和手部外观。

80 断指找不到或者已经毁损无法使用怎么办？

如果断指找不到或者已经严重毁损无法进行再植手术，可以考虑以下几个治疗方案：

（1）直接缝合后假肢装配：可以修整皮缘和骨折末端后直接缝合皮肤，待伤口愈合后再考虑使用定制的假手指或假手来改善外观和部分功能。尽管假肢可能无法完全恢复失去的手指功能，但可以帮助提高生活质量。例如，下图患者中指无法再植，选择了直接缝合，而第四、五指则再植成功。

（2）微创手术：在某些情况下，可以通过手术调整剩余部分的结构，如进行肌腱转移或外形修复等，以改善手部功能或外观。

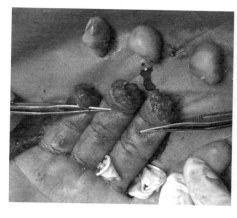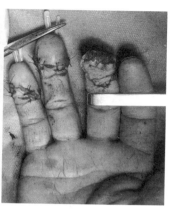

患者中指术中无法进行再植，选择了直接缝合，
而第四、五指则再植成功

（3）功能重建和康复：通过物理治疗和康复训练，增强剩余
手指和手部的功能，以适应新的生活方式。

81 断指再植手术失败怎么办？

如果断指再植手术失败，不必过于焦虑，可以考虑以下几个
备选治疗方案：

（1）次生手术：在某些情况下，医生可能会建议进行次生修
复手术，如瘢痕松解、功能重建或其他针对性的修复手术，以尽量
恢复手指的外观和功能。

（2）假肢使用：可以寻求专业的假肢制作师的帮助，量身定
制适合自己的假手指或假手。这不仅可以改善手部外观，还能在

一定程度上恢复手部功能,提高生活质量。

（3）康复治疗：积极参与康复治疗计划是至关重要的。通过物理治疗和职业治疗等手段,可以帮助加强手部功能,提高手指的灵活性和协调性,从而更好地适应日常生活和工作。

82 手指缺失对生活会有影响吗?

手指缺失确实会对生活产生一定的影响,这些影响可能涉及日常生活技能(如书写、抓握物品)、职业活动,甚至是心理和社交方面。然而,通过适应和康复训练,以及可能的辅助设备使用,许多患者能够很好地调整并适应这种变化,保持独立并维持较高的生活质量。

83 手指缺失有什么补救措施吗?

对于手指缺失,确实存在一些补救措施,以帮助患者提高生活质量：

（1）假肢装配：通过定制假手指或部分手假肢,可以有效改善手部的外观和部分抓握功能,让患者更加自如地进行日常活动。

（2）手术重建：在某些情况下,如通过截肢部位的再塑形、肌腱转移或其他微创手术,可以显著改善手部功能,为患者提供更多恢复手部功能的可能性。

（3）康复训练：物理治疗和职业治疗在康复训练中扮演着重要角色。通过这些训练,患者可以学习如何使用剩余的手指完成日常任务,提高手部的功能性。

（4）心理支持：手指缺失可能对患者产生心理影响,如焦虑、抑郁等。获得心理支持和加入支持小组可以帮助患者更好地应对这些挑战,适应新的生活。

采取适当的补救措施,可以大大提高手指缺失者的生活质量,以便更好地适应日常生活,保持工作能力和社会活动。

84 断指找不到或者已经毁损无法使用怎么处理伤口？

当断指找不到或者已经毁损到无法使用和进行再植或修复时,医疗团队会采取一系列措施来处理伤口,并尽可能恢复手部的功能和外观。处理此类情况通常包括以下几个步骤：

（1）伤口清理和准备

彻底清理伤口：医生首先会彻底清理伤口,去除所有异物和坏死组织,以减少感染的风险。

伤口缝合：如果伤口边缘整齐,且没有进一步的组织损伤,医生可能会直接进行伤口缝合。若存在骨骼外露无法覆盖的情况,可以通过去除部分骨组织或者植皮来实现伤口闭合。

（2）促进愈合

促进伤口愈合：对于复杂或较大的伤口，医生可能会使用特殊的敷料或药物来促进伤口愈合。

负压伤口疗法：在某些情况下，可以采用负压伤口疗法来促进伤口愈合，通过持续负压来清除伤口渗液，促进血液循环和新组织的生长。

（3）恢复功能

功能重建：在处理了伤口后，医生可能会根据手指的残留部分和患者的需要，进行进一步的功能重建。这可能包括皮瓣移植、肌腱修复或重建等手术，以提高手部的功能和外观。

假肢装配：对于无法通过手术恢复的功能，可以考虑装配个性化的假肢或假指，以改善手部外观和部分功能。

总之，虽然断指无法修复或再植可能会带来一定的挑战，但通过上述综合治疗方法和适当的康复训练，患者仍然可以恢复一定程度的手部功能，并适应一种新的健康和积极的生活方式。

85 手指再造手术的原理是什么？

手指再造手术是一种复杂的微创手术，旨在恢复因外伤、疾病或出生缺陷导致的手指部分或全部缺失的外观和功能。其手术原理和手术过程涉及多个步骤和精细的技术，包括选择合适的再造方法、组织移植、微血管和神经吻合等。

（1）组织选择与配对：医生会根据需要重建的手指部位，选择合适的组织进行移植。这些组织可能包括皮肤、肌腱、骨骼和神经。它们可以来自患者身体的其他部位，或者在某些情况下，使用合成材料或假体。组织的选择和配对需确保与原有手指结构的相似性和相容性。

（2）血供重建：血供重建是手指再造手术中的关键步骤。通过微血管吻合技术，医生将移植组织和原有组织的血管连接起来，确保移植组织有足够的血液供应。这一步骤对于移植组织的存活和功能的恢复至关重要。

（3）神经重建：在可能的情况下，医生会尝试将移植组织中的神经与手指剩余部分的神经进行连接，以恢复手指的感觉和运动功能，提高患者的生活质量。

86 手指再造的手术过程如何进行？

首先，医生会对患者进行全面评估，包括手指损伤的程度、患者的整体健康状况以及期望的功能和外观恢复目标。基于这些信息，医生会制定个性化的手术方案。接着，医生会选择合适的供体组织。这可能包括从患者身体的其他部位取皮肤、骨骼、肌腱或神经等组织，以用于手指的再造。在某些特殊情况下，人造材料或假体可能会被用作替代。

手术过程如下：

（1）准备受损手指部位：医生会清理并准备受损手指部位，包括去除坏死和感染的组织，为移植组织创造一个良好的接受环境。

（2）组织移植：医生会将选择的组织精确地移植到手指损伤部位，进行骨骼的对接和固定、肌腱的缝合以及皮肤的覆盖。

（3）血管和神经吻合：通过显微外科技术，医生会精细地进行微血管和神经的吻合，以确保移植组织的血液供应和神经连接。

（4）关闭手术切口：完成所有必要的修复和吻合后，医生会关闭手术切口并进行适当包扎。

（5）术后康复：手指再造手术后，患者需要进行一系列的康复治疗和训练，包括物理治疗、职业治疗等，以促进移植组织的愈合和功能的恢复。

总之，手指再造手术是一个复杂而精细的过程，需要医生的精湛技术和患者的积极配合。通过个性化的手术方案和术后康复治疗，手术可以成功地恢复手指的外观和功能。

第八篇
开放性骨折和皮瓣移植
相关问题

 什么是开放性骨折?

开放性骨折是指骨折伴有皮肤破损,骨折断端与外界直接或间接相通。由于骨折部位与外界环境相通,这种类型的骨折相比

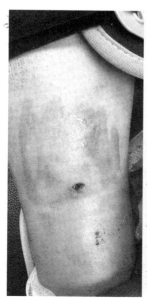
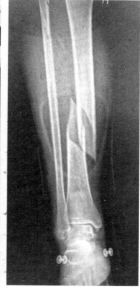

开放性骨折:患者小腿骨折端直接
刺破皮肤与外界相通

闭合性骨折（皮肤未破损的骨折），感染风险要高得多。根据骨折的严重程度、皮肤损伤的大小以及污染的程度，开放性骨折可以进一步分类，以指导治疗计划。

88 开放性骨折导致的最大危险是什么？

开放性骨折导致的最大危险是骨与软组织感染。这是因为开放性骨折通常伴随着皮肤及皮下组织的破裂，导致骨折端与外界相通，如车祸小腿碾压伤导致的开放性骨折。开放性伤口增加了细菌等微生物侵入伤口并引起感染的风险。如果处理不当或治疗不及时，可能会造成感染进一步扩散，导致严重的并发症，如骨髓炎、骨不连，甚至危及生命的多脏器功能衰竭。

此外，开放性骨折还可能导致其他并发症，如神经损伤、骨筋膜室综合征等，但这些并发症相较于感染而言，其发生率和危险性可能略低。因此，在发生开放性骨折后，应立即进行紧急处理，包括彻底清创、使用抗生素预防感染，以及进行必要的手术治疗等，以最大程度地降低感染和其他并发症的风险。

89 开放性骨折的处理原则是什么？

（1）及时清创：在开放性骨折发生后，应尽快进行清创处理，去除伤口内的异物、污染组织和坏死组织,以减少感染发生的风险。通常建议在骨折后的 6～8 小时内完成清创。

(2)稳定骨折端:可采用内固定或外固定的方法,稳定骨折端,防止骨折移位,以促进骨折愈合。

(3)闭合创口:在清创和稳定骨折端后,需要采用适当的方法闭合伤口,如直接缝合、植皮或皮瓣转移等,以保护骨折部位并防止感染。

(4)合理使用抗生素:由于开放性骨折易发生感染,因此应合理使用抗生素来预防和治疗感染。抗生素的选择要根据伤口情况、细菌培养结果和个体情况进行。

(5)保护重要组织:在处理过程中,应注意保护神经、血管等重要组织,避免其受到进一步损伤。

以上原则有助于减少并发症的发生,促进患者康复。重要的是,在处理开放性骨折时,应及时就医,并遵循医生的指导进行治疗。

90 内固定和外固定在治疗开放性骨折中各有何优缺点?

在治疗开放性骨折时,内固定和外固定各有其优缺点。

内固定的优点在于它能够准确复位骨折端,避免骨折端移位,这有助于骨折的愈合,同时提供了稳定性,使患者能够早期活动受损的关节和肌肉,有助于恢复关节活动和肢体功能。然而,内固定需要使用金属植入物，如钢板或钢针，如果在开放性骨折未充分控制感染的情况下实施内固定手术，有增加感染、骨不连等并发症的风险。

外固定的优点在于操作简单，打入 Schanz 针的部位远离骨折端和开放性损伤区域，通过外固定支架将骨折远、近端的多枚 Schanz 针连接以稳定骨折端，这对患者的损伤较小，适用于稳定性骨折或不适合进行内固定手术的患者。然而，外固定的缺点是稳定性较差，不利于患者早期活动，可能会影响骨折端的愈合。此外，由于外固定的 Schanz 针是通过皮肤切口与外在支架相连接，在外固定时间较长的情况下，容易发生针道感染。因此，在开放性骨折的临床治疗中，外固定支架多作为临时支架来提供骨折端的稳定性，待开放性伤口愈合后，可进行二次手术将外固定支架移除，改为内固定钢板治疗，以达到骨折端较好的稳定性，有利于患者的骨折愈合和肢体功能的恢复。

具体选择内固定还是外固定，还需要根据患者的具体情况、骨折的类型和严重程度，以及医生的建议来决定。

91 开放性骨折能直接用钢板、螺钉固定骨头吗？

对于开放性骨折，是否可以直接进行钢板、螺钉固定，取决于多个因素，包括骨折的类型、伤口的大小、污染程度及患者的总体状况等。以下是一些一般原则：

（1）伤口处理：开放性骨折首先需要彻底清创，可能包括去除坏死组织、彻底清洁伤口及可能的抗生素治疗，以减少感染风险。在某些情况下，如果伤口较小、污染程度较低，且初步评估认为感染风险可控，则在进行彻底清创后，可以立即使用钢板、螺钉进行固定。

（2）暂时固定：对于高度污染或伤口较大的开放性骨折，可能首先采用外固定等方法进行临时固定，以稳定骨折并允许伤口部分愈合，然后再评估是否进行进一步的内固定（如钢板、螺钉固定）手术。

（3）风险评估：每一例开放性骨折都需要医生综合评估患者的手术风险。直接进行钢板、螺钉固定可能会提供更好的骨折稳定性，有助于骨折愈合，但同时也增加了术后感染的风险。因此，这一决定需基于彻底清创、适当使用抗生素及患者个体情况进行综合考虑。

92 什么是外固定支架？

外固定支架是一种用于骨折治疗的医疗装置，它通过外部支架系统来稳定骨折断端。该装置通常由金属棒或碳纤维杆组成，通过固定在皮肤之外的部分，与穿过皮肤的螺钉或针相结合，来稳定骨折部位。外固定支架主要用于以下情况：

（1）开放性骨折，尤其是伴有严重软组织损伤的骨折（见下图）。

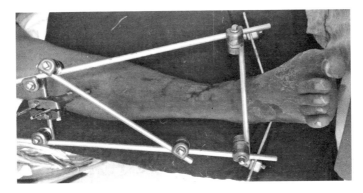

小腿外固定支架

（2）某些闭合骨折，特别是需要迅速稳定但不适合立即进行内固定的情况。

（3）某些感染性骨折或骨感染（如骨髓炎）。

（4）纠正畸形或进行逐步牵引。

（5）作为骨折愈合期间的临时固定措施。

93 外固定支架可以作为最终治疗手段吗？

外固定支架可以作为骨折治疗的最终手段，但这主要取决于骨折的类型、患者的总体健康状况、治疗的目标以及手术或其他治疗方法的可行性。在某些情况下，例如某些开放性骨折或复杂骨折，外固定支架可能会一直保留直至骨折完全愈合。特别是在以下几种情况下，外固定支架可能被视为最终治疗手段：

（1）当内固定存在较高的感染风险时。

（2）当患者有系统性问题（如严重的糖尿病、血液循环问题等），使用内固定风险较高时。

（3）当患者年纪较大或因其他医疗原因不宜进行大手术时。

（4）在某些特殊的骨折或骨缺损情况下，外固定支架可以提供持续的稳定性和可调节的牵引功能。

然而，外固定支架也有其缺点，如可能导致关节僵硬、使用不便、需要经常性的护理、感染风险（特别是固定点处）以及患者的不适等。因此，医生通常会根据每个患者的具体情况和需求，评估最合适的治疗方案，并在可能的情况下考虑转为内固定或其他更为长久的治疗方法。

94 开放性骨折患者在康复过程中应注意哪些事项？

开放性骨折患者在康复过程中应注意以下事项：

（1）保持创面清洁：定期更换敷料，保持伤口清洁干燥，避免污水接触，以防感染。

（2）健康饮食：增加营养摄入，特别是蛋白质和钙，这有助于骨折愈合。同时，要保持饮食均衡，避免辛辣刺激食物。

（3）适当休息与锻炼：根据医生指导进行适当休息，并进行适度的关节活动和肌肉锻炼，以促进功能恢复。

（4）定期复查：需遵循医嘱，定期复查骨折愈合情况，及时调整康复计划。

（5）心理调适：应保持积极乐观的心态面对康复过程中的挑战，必要时可寻求心理咨询师帮助。

以上事项对于开放性骨折患者的康复是至关重要的，需严格遵守医嘱，确保康复计划顺利进行。

95 什么是皮瓣移植？

皮瓣移植是将带有血液供应的皮肤和皮下组织（称为皮瓣）从身体的一个部位转移到另一个需要修复或重建的部位。这类手术常用于修复软组织缺损、保护深层组织、促进创面愈合、改善功能或恢复外观。在皮瓣移植过程中，皮瓣的一部分需要与供区相连（称为蒂部），以确保血液供应，直到移植后的皮瓣与受区建立起新的血液循环系统为止。

皮瓣移植的优点在于，其提供的皮肤组织不仅完整，而且带有血供，这有助于提高移植的成活率。目前，它已被广泛应用于手、足等部位的缺损修复，以及慢性溃疡、瘢痕等难治性创面的治疗。皮瓣移植的成功与否取决于多个因素，包括皮瓣的设计、手术操作技术、术后护理等。因此，进行皮瓣移植时，应由专业医生操作，并严格遵守手术流程和术后护理要求。

96 皮瓣移植的成功率受哪些因素影响?

（1）皮瓣厚度：皮瓣越薄，其血液循环系统越容易建立，成活率越高；反之，皮瓣越厚，则血液循环系统建立难度增加，成活率越低。

（2）受区条件：受区（即移植部位）的血管条件、软组织条件，以及是否存在感染等因素，都会直接影响皮瓣的成活率。良好的受区条件有利于皮瓣成活。

（3）手术技术：医生的手术技术和经验对于皮瓣的成活与否至关重要。高水平的手术技术可以显著提高皮瓣的成活率。

（4）术后护理：术后对皮瓣的密切观察、有效地处理并发症，以及科学的康复锻炼，都是保证皮瓣成活的重要因素。

综上所述，皮瓣移植的成功率是一个综合因素共同作用的结果，需要在手术前进行全面的评估，并在术中和术后给予充分重视和关注。

97 皮瓣移植后常见的并发症有哪些?

（1）血液循环障碍：皮瓣血液循环障碍可能导致皮瓣部分甚至全部坏死。这通常与皮瓣血液供应不佳、移植区血液供应不佳、吻合血管不足以支持皮瓣血液供应或术后吻合血管栓塞等因素有关。

（2）感染：感染可能由于创面供血血管较细、吻合血管过少导致皮瓣血液供应不佳，移植区感染未通过清创手术彻底清除或患者的基础状态较差（包括血糖未控制好、蛋白水平低等因素）等因素引起。

（3）皮瓣下血肿：由于皮瓣切取后需要进行抗凝治疗，而创面容易出血，如果止血不彻底或术后引流不畅，就可能形成血肿，压迫皮瓣，导致血液循环障碍。

（4）皮瓣撕脱：术后患者的无意识活动或护理不当可能导致皮瓣撕脱，需要重新缝合固定。

（5）色素沉着和瘢痕形成：皮瓣移植后，移植区域与周围正常皮肤可能存在色差，形成色素沉着，同时可能留下瘢痕，影响美观。

这些并发症的处理和预防需要医护人员的专业知识和精细操作，患者在术后也需遵循医嘱进行护理和康复。

98 皮瓣移植后可采取哪些措施促进皮瓣成活？

皮瓣移植后促进皮瓣成活的关键措施包括：

（1）保温与烤灯照射：应保持皮瓣局部温暖，可使用烤灯持续照射，但需注意灯距，以避免烫伤，同时需用无菌巾遮盖灯罩和皮瓣。

（2）体位管理：保持患肢高于心脏水平，通常可抬高 $10°\sim 15°$，以促进血液供应和静脉回流，避免皮瓣受压或牵拉。

（3）疼痛管理：及时止痛，因为疼痛可能会导致血管痉挛，影响血液供应。

（4）密切观察：密切监测皮瓣的颜色、温度及肿胀等情况，及时发现并处理血液供应障碍。

（5）药物治疗：对于出现血液供应障碍的皮瓣，可遵医嘱使用抗凝药物、扩血管药物等改善其血液循环。

（6）康复锻炼：在医生指导下进行适度的康复锻炼，有助于促进皮瓣成活和功能恢复。

99 皮瓣移植后患者需要注意哪些生活细节？

（1）伤口护理

保持清洁：皮瓣移植后需要保持皮瓣移植部位的清洁卫生，以防止细菌入侵导致感染。如有渗出物或污渍，应及时用无菌棉签轻轻擦拭，并遵医嘱定期消毒。

观察变化：密切观察皮瓣的颜色、温度、肿胀程度及血液回流情况。如发现皮瓣颜色苍白、青紫、温度下降或肿胀加重，应及时就医检查，以排除血液循环障碍的可能。

（2）生活作息

充足休息：术后患者需要卧床静养，保证充足的睡眠时间，避免熬夜和过度劳累。同时，要保持规律的作息习惯，这有助于身体机能的恢复。

体位安置：术后一段时间内，患者需要注意保持正确的体位，以避免皮瓣受到压迫、牵拉或扭转等外力作用。一般建议患肢抬高，以促进血液回流，减轻肿胀。

（3）饮食调理

营养均衡： 术后患者应摄入富含蛋白质、维生素和矿物质的食物，如牛奶、瘦肉、鸡蛋、蔬菜和水果等。这些食物有助于促进伤口愈合和身体恢复。

饮食清淡易消化： 由于术后胃肠功能可能较弱，患者应选择清淡易消化的食物，如米粥、面条等。同时，要避免食用油腻、辛辣等刺激性食物，以免加重胃肠负担或影响伤口愈合。

（4）心理调适

保持积极心态： 皮瓣移植对患者来说，可能是一次较大的手术经历，术后患者可能会有焦虑、紧张等负面情绪。因此，患者需要保持积极的心态，正确应对手术结果和康复过程。

寻求支持： 家人和朋友的支持对于患者的康复同样非常重要。患者可以与家人和朋友交流自己的感受和困惑，寻求他们的理解和支持。

（5）其他注意事项

禁烟禁酒： 吸烟和饮酒可能会影响皮瓣的血液循环和愈合过程，因此患者在术后应严格禁烟禁酒。

避免剧烈运动： 术后一段时间内，患者应避免进行剧烈运动或过度用力，以免导致皮瓣受到损伤，影响愈合过程。

定期复查： 患者应遵医嘱定期复查，及时了解皮瓣的存活情况和康复进展。如有任何不适或异常情况，应及时就医处理。

总之，在皮瓣移植后，患者需要注意伤口护理、生活作息、饮食调理和心理调适等多个方面的细节问题，以促进皮瓣的存活和康复。同时，患者还需要积极配合医生的治疗和护理计划，遵循医嘱，积极进行康复锻炼和定期复查等工作。

 皮瓣移植失败后该如何处理？

皮瓣移植失败后，处理措施主要包括以下几点：

（1）评估病情：首先，医生会对手术失败的原因进行评估，明确究竟是感染、血液循环障碍还是其他因素导致的失败。

（2）控制感染：如果合并感染，还需积极进行细菌培养和药敏试验，选用有效的抗生素控制感染。

（3）清创处理：对于坏死和失活的组织，需进行彻底的清创处理，以去除坏死组织，减少感染风险。

（4）二次手术：根据皮瓣的具体情况，可能需要再次进行皮瓣移植或其他修复手术，以覆盖创面并促进愈合。

（5）术后护理：术后需加强护理，保持伤口清洁干燥，避免感染，同时要密切关注皮瓣的存活情况。

以上处理措施需根据患者的具体情况和医生的建议进行。同时，患者在术后应积极配合医生的治疗和护理计划，以促进皮瓣的存活和康复。

第九篇
手部烧伤和冻伤相关问题

101 手部烧伤的院外初步处理方式是什么？

手部烧伤是家庭和工作场所常见的伤害之一。根据烧伤的深度和范围，可以包括从轻微的表皮烧伤到严重的全层皮肤及更深层组织损伤。适当的诊断、治疗和及时的康复对于恢复手部功能和外观至关重要。

手部烧伤的初步处理包括以下步骤：

（1）冷却烧伤区域，但避免使用冰，以免造成组织损伤。可以用水龙头的流水持续冲洗烧伤部位。

（2）清洁烧伤部位，并轻轻覆盖干净的敷料以避免感染。

（3）对于二度以上的烧伤，应尽快寻求医疗帮助。

102 烧伤程度如何划分？

烧伤的程度可以通过三度四分法进行划分：

（1）一度烧伤：仅涉及表皮层，表现为泛红和疼痛，但无水疱形成。

（2）浅二度烧伤：涉及表皮和部分真皮层，表现为泛红、剧烈疼痛，并可见水疱。

（3）深二度烧伤：损伤穿透整个真皮层，可能损害皮下组织，表现为黑色、白色或焦灼的组织，疼痛可能减少，因为神经末梢可能已被破坏。

（4）三度烧伤：损害深及肌肉、骨骼和其他深层结构。

103 烧伤面积如何估算？

烧伤面积可以通过九分法或手掌法（患者手掌约占其体表面积的 1%）进行估算。烧伤面积的估算对于烧伤的治疗和预后评估非常重要。

（1）九分法：这是成人最常用的估算方法，将身体分成 11 个区域，每个区域占体表面积的 9%（或其倍数）。具体划分如下：头和颈占 9%，每个上肢占 9%，胸部前面占 9%，腹部前面占 9%，背部占 18%，腹部后面占 18%，每条腿分别占 18%（前后各 9%），生殖区占 1%。对于儿童来说，这种方法需要做一些调整，因为其头部相对于身体的比例更大，腿部比例较小。

（2）手掌法：用于快速估计较小或不规则的烧伤面积。患者的手掌（包括手指）大约占其体表面积的 1%，可以用来估算较小烧伤区域的大小。

104 手部烧伤的手术指征包括哪些？

（1）深度烧伤：三度或更深的烧伤，因为这些烧伤无法自行愈合，需要通过去除坏死组织和皮肤移植来恢复皮肤覆盖。

（2）功能损伤：涉及重要功能区域（如手指、手掌）的烧伤，若烧伤造成功能损伤，需要手术来恢复。

（3）广泛烧伤：大面积的烧伤，需要进行皮肤移植以加快愈合过程，减少感染风险。

（4）感染：深度烧伤区域发生感染时，需要通过手术清除感染和坏死组织。

105 手部烧伤的手术禁忌证包括哪些？

（1）未稳定的患者：对处于休克状态或其他未稳定身体状况的患者，手术会增加风险。

（2）严重的全身性疾病：如严重心脏病、肾功能衰竭等全身性疾病，这些疾病会增加手术的风险。

（3）局部感染未控制：如果局部感染未得到有效控制，进行手术可能会导致感染扩散。

106 烧伤的医院内治疗包括哪些？

烧伤的治疗方案根据烧伤的严重程度和涉及的范围不同而有所不同，包括烧伤的深度和涉及的面积。下面是一些常见的治疗方法：

（1）初期处理

冷却烧伤区域：用凉水冲洗烧伤部位，减少热损伤，缓解疼痛。

清洁和保护伤口：轻柔地清洁烧伤区域，并使用无菌敷料覆盖，以预防感染。

止痛：使用止痛药物，如非处方的非甾体抗炎药。

液体复苏：对于大面积烧伤，必须快速补充液体，避免休克。

营养支持：烧伤患者需要额外的热量和蛋白质来促进愈合。

感染控制：监测并预防感染，必要时使用抗生素。

烧伤清创：移除坏死组织，为愈合和/或皮肤移植做准备。

（2）手术治疗

皮肤移植：对于深度烧伤，可能需要从患者其他部位取皮进行移植。

皮瓣手术：在更严重的损伤中，可能需要皮瓣来修复损伤区域。

（3）康复治疗

物理治疗和职业治疗：帮助恢复活动范围，减少瘢痕形成和关节僵硬。

瘢痕管理：使用压力衣、瘢痕按摩及瘢痕修复手术来管理瘢痕。

烧伤治疗的关键在于及时的初期干预、预防感染、维持良好的营养状态以及早期开始物理和职业治疗。患者的恢复过程可能是漫长的，需要多学科团队的支持，包括医生、护士、营养师、物理治疗师和心理健康专家。

107 烧伤的预后怎么样？

（1）轻微至中度烧伤：通常预后良好，尤其是在接受适当治疗和及时康复的情况下。

（2）严重烧伤：可能会导致长期的功能障碍、疼痛和外观改变。深层烧伤可能需要多次手术和长期康复。

（3）心理影响：严重的烧伤也可能对患者造成长期的心理影响，包括创伤后应激障碍（PTSD）、自我形象问题和抑郁。

因此，早期和适当的治疗，连同多学科团队的综合管理，是获得最佳恢复结果的关键。

108 手部冻伤的程度如何划分？

冻伤是由于低温暴露，特别是在潮湿或风寒条件下，造成皮

肤和其他组织的损伤。它主要发生在身体的末梢部位,如手指、脚趾、耳朵和鼻子。冻伤按照严重程度分为四度:

(1)一度冻伤:损伤深度达皮肤浅层,表现为瘀斑、轻度肿胀,局部麻木、痒痛。

(2)二度冻伤:损伤皮肤全层,瘙痒或灼痛,局部出现水疱,肿胀明显。

(3)三度冻伤:损伤深达皮下组织,早期出现水肿和大水疱,随后皮肤由苍白变为蓝色或黑色,发生坏死,局部感觉丧失。

(4)四度冻伤:伤及肌肉或骨骼,局部出现干性或湿性坏死,创面周围肿胀并可有水疱,知觉完全丧失,常伴有畏冷发热等全身症状。两周后,坏死组织分界线形成,坏死组织脱落后形成肉芽创面,不易自行愈合,常需要皮肤移植或截肢治疗。

109 手部冻伤如何治疗?

治疗策略取决于冻伤的严重程度,通常包括以下步骤:

(1)温暖受伤部位:将冻伤部位浸入温水中(通常为37℃～39℃),以缓慢回温,避免使用直接热源。

(2)解冻后处理:在解冻过程中可能需要使用无菌敷料保护水疱,预防感染。

(3)疼痛管理:解冻过程可能非常疼痛,可能需要使用止痛药。

（4）脱水治疗：可能包括使用静脉注射的脱水药物，如甘露醇，以减少组织水肿。

（5）预防感染：使用口服或静脉注射的抗生素预防或治疗感染。

（6）外科干预：在严重的冻伤中，可能需要进行外科清创，甚至截肢。

（7）康复治疗：物理治疗可以帮助恢复功能，减少关节僵硬并刺激血液循环。

110 手部冻伤的手术指征有哪些?

（1）坏死组织去除：对于有明显坏死组织的深度冻伤，需要进行手术，去除坏死组织以预防感染。

（2）重建手术：深度冻伤后可能需要通过手术重建来恢复手部的外观和功能，例如使用皮瓣或皮肤移植。

（3）长期并发症：如冻伤引起的慢性疼痛、功能障碍等，可能需要进行手术治疗。

111 手部冻伤的预后怎么样?

轻微到中度的冻伤通常预后良好，如果及时得到适当的治疗,可以完全恢复。对于深度冻伤,可能会留下永久性的损伤,包括感觉丧失、运动功能障碍、疼痛和瘢痕形成。严重的冻伤可能需要长期的康复治疗,以及可能的外科手术来修复或改善受损部位的功能。

及时识别冻伤并采取适当的治疗措施,对于最大限度地减少组织损伤和提高恢复概率至关重要。还有预防措施,如在寒冷环境中穿戴适当的保护性衣物,也非常重要。

第十篇
其他修复重建外科相关问题

112 手部变形的原因有哪些?

手部变形可以由多种原因引起,包括先天性因素、疾病、外伤和病理性变化。以下是一些常见的导致手部变形的原因:

(1)先天性因素:如多指畸形、先天性无指畸形等,这些异常通常在出生时就存在。

(2)外伤

骨折:手指或手掌骨折未能正确复位或愈合,可能导致骨头变形。

脱臼和扭伤:严重或反复的关节脱臼和扭伤可能导致关节畸形。

(3)关节疾病

关节炎:如类风湿性关节炎或骨关节炎,可导致关节受损、畸形和功能障碍。

痛风:尿酸盐结晶沉积在关节中,导致关节炎症和变形。

(4)病理性变化

肿瘤:良性或恶性肿瘤(如骨肉瘤、软骨瘤)可能导致骨骼或软组织的增生、变形。

感染：如骨髓炎或关节感染，可能引起骨骼损害和变形。

（5）神经肌肉疾病

脑卒中或脑外伤：中枢神经损伤可能导致手部功能障碍和变形。

周围神经损伤：如斜颈肌萎缩症等，可以引起手部肌肉强直性收缩。

（6）结缔组织疾病

掌腱膜挛缩症：掌腱膜挛缩，导致手指向掌心方向弯曲，形成畸形。

系统性硬化症：导致皮肤和软组织硬化，可能影响手指的活动。

（7）长期劳损、手部重复性工作或运动：长期的重复性活动可能导致手腕、手指关节的过度使用，引起疼痛和变形。

（8）发育异常

青春期生长异常：如青少年手腕骨折未能得到恰当治疗，可能影响骨骼生长。

113 长期使用电脑和手机可能导致哪些手部问题？

长期使用电脑和手机可能导致以下手部问题：

（1）腱鞘炎：这是一种由于重复动作引起手腕和手指的腱鞘

发炎的情况。

（2）肌腱炎：长期的重复性动作也可能导致手腕和手指肌腱发炎。

（3）颈椎病：虽然不直接影响手部，但长时间使用电脑和手机且姿势不正确可能加重颈椎负担，导致手部麻木和疼痛。

（4）触屏手：使用手机触屏时，频繁的打字和滑动可能导致大拇指疲劳或疼痛。

（5）鼠标手：长期使用鼠标可能使手腕固定在特定姿势，从而增加手腕的压力和损伤风险。

114 如何预防手部运动伤害？

（1）休息与间歇：工作时定时休息至关重要。每工作1小时，建议至少休息几分钟，同时活动手指和手腕。

（2）姿势和设备调整：确保电脑和键盘的位置合适，屏幕应处于眼睛水平高度，保持手腕平直。

（3）经常变换姿势：避免长时间保持同一姿势，定期改变手腕和手指的位置。

（4）手部和手腕的练习：进行一些手部和手腕的伸展练习，有助于缓解紧张和疼痛。

（5）使用人体工学设备：选择人体工学设计的键盘、鼠标或手机支架，以减少手腕和手指的压力。

115 手部关节炎的物理治疗包括哪些内容？

手部关节炎的物理治疗包括以下内容：

（1）热疗或冷疗：可以使用热水袋或冷冻胶囊来减轻疼痛和减少肿胀。

（2）电疗：通过电流刺激治疗，可以减轻疼痛并促进血液循环。

（3）超声波治疗：使用超声波可以增加深层组织的温度，从而减轻疼痛并增加关节的灵活性。

（4）手部锻炼：定制的手部练习有助于增强手部肌肉，改善关节的灵活性和功能。

（5）功能性绷带：在需要时使用支持性的绷带或支具，以减轻手部关节的负担。

在进行任何物理治疗之前，请务必咨询医疗专业人员，以确保得到适合个人具体情况的治疗建议。

116 手部关节炎导致的畸形能做手术矫正吗？ 包括哪些手术方式？

手部关节炎导致的畸形可以通过手术进行矫正。特别是类风湿性关节炎，常会导致手指关节的破坏和畸形，如乌鸦嘴畸形、天鹅颈畸形及掌指关节的偏斜。这些畸形不仅影响手部的外观，还会严重影响手部的功能。

手术矫正的目标是减轻疼痛，改善或恢复关节功能，并改善手部的外观。手术治疗的选择取决于多种因素，包括畸形的类型和程度、关节的稳定性、炎症的活动性以及患者的整体健康状况和生活需求。

手术方式包括：

（1）肌腱修复或重建：通过修复或重建受损的肌腱来纠正畸形。

（2）关节融合（关节固定术）：通过手术去除关节表面并固定两个骨头，使其愈合在一起。这种方法可以减少关节疼痛，但会牺牲关节的活动能力。

（3）关节置换：去除受损的关节并用人工假体替代，以恢复关节的功能和外观。

（4）骨整形术：通过切除或重塑骨头来矫正畸形。

（5）关节软组织重建：在关节周围进行软组织重建，以改善关节的稳定性和功能。

具体选择哪种手术方式应根据患者个体情况来决定，医生将根据患者的具体情况和治疗目标推荐最合适的治疗方案。手术后通常需要一段时间的康复过程，以优化手部功能的恢复，并提高患者的生活质量。

117 痛风为什么会导致手部关节畸形?

痛风是一种代谢性疾病,其特征是体内尿酸水平升高,导致尿酸盐(通常是单钠尿酸盐)在关节和软组织中沉积,形成痛风石(尿酸盐结晶沉积)。长期的痛风石沉积和反复的痛风发作可以导致关节炎,进而可能导致关节畸形。

(1)痛风石沉积:长期的尿酸盐结晶沉积在手部关节和周围软组织中,引起持续的炎症反应,从而损伤关节结构,可能导致畸形。

(2)慢性炎症:反复的痛风发作引起的慢性炎症可以损害关节软骨和骨头,进而改变关节的结构。

(3)关节功能受限:由于疼痛和炎症,痛风患者可能会减少使用受影响的关节,长期的活动受限可能导致关节和周围肌肉的功能退化,进一步促成畸形的发展。

118 痛风导致的手部关节畸形的治疗方法有哪些?

痛风导致的手部关节畸形的治疗方法包括以下几种:

(1)药物治疗:使用药物控制尿酸水平,如别嘌醇、非布司他等尿酸降低药物,以及使用非甾体抗炎药、秋水仙碱等来减轻炎症和疼痛。

（2）物理治疗：通过物理治疗维持关节的灵活性和功能，减少畸形对手部的影响。

（3）手术治疗：在药物和物理治疗无法缓解症状，或者关节畸形导致严重功能障碍时，可能需要进行手术干预。手术治疗包括痛风石清除术、关节矫正术或关节置换术等。

119 痛风结节手术后还会复发吗？

痛风结节，也被称作"痛风石"，是指在慢性痛风中由尿酸盐结晶沉积形成的固态结节。手术去除痛风结节可以缓解疼痛、改善功能和外观，但不能治愈痛风本身。

痛风结节手术后的复发情况取决于以下因素：

（1）尿酸水平控制：手术后如果未能有效控制血尿酸水平，新的痛风结节可能会再次形成。

（2）痛风管理：综合管理措施，包括药物治疗、饮食调整和生活方式的改变，对于防止痛风结节的重新形成至关重要。

（3）病情严重程度：患有慢性或严重痛风的个体，特别是那些难以控制尿酸水平的患者，复发的风险更高。

（4）遵医嘱情况：患者是否遵循医生的建议和治疗计划，包括定期服用降尿酸药物和参加随访检查，对预防复发非常关键。

因此，即使痛风结节被手术去除，也有可能在未来复发，尤其是在痛风没有得到适当治疗和管理的情况下。为降低复发风险，需要长期和系统地治疗痛风本身,包括通过生活方式的调整和药物来控制尿酸水平,并定期监测。

120 哪些食物会导致尿酸升高引起痛风?

尿酸是身体分解嘌呤时产生的废物。嘌呤在许多食物中自然存在,因此饮食是影响血液中尿酸水平的重要因素。高尿酸血症是痛风发病的主要原因。以下是一些可能导致尿酸升高,从而增加痛风风险的食物类型:

(1)红肉和内脏:牛肉、羊肉、猪肉和动物内脏(如肝脏、肾脏)含有较高的嘌呤含量。

(2)海鲜:某些海鲜,特别是贝类(如蚌、蚶、扇贝)、鱼子酱、沙丁鱼、鲭鱼、鲱鱼和其他一些深海鱼类,嘌呤含量较高。

(3)高嘌呤蔬菜:虽然蔬菜的嘌呤含量较低,而且研究表明蔬菜中的嘌呤对痛风的影响较小,但仍然有一些品种如菠菜、芦笋等含嘌呤较多。

(4)酒精饮料:尤其是啤酒和烈酒,因为它们可以增加尿酸的产生并减少尿酸的排泄。

(5)含糖饮料和富含果糖的食物:如含糖软饮料、果汁和含高果糖玉米糖浆的食品,因为果糖可以增加尿酸的产生。

(6)快餐和加工食品:这些食物往往含有高水平的饱和脂肪、反式脂肪和添加剂,这些都可能对痛风有负面影响。

　　虽然这些食物可能导致尿酸水平升高,但适量摄入并保持均衡饮食对大多数人来说仍然是安全的。对于有痛风风险或已经患有痛风的人来说,建议限制这些食物的摄入,并关注整体的饮食模式,比如增加水果和蔬菜的摄入,保持适当的体重,并保持充足的水分摄入。此外,与医生合作,制定个性化的饮食和生活方式调整计划,是管理尿酸水平和控制痛风的关键。